●肘関節トレーニング

臥位レベル	601 肘屈曲（自己他動）
	602 肘屈曲
	603 肘伸展
	604 肘伸展（腹臥位）
	605 肘伸展筋強化
座位・立位レベル	606 肘屈曲
	607 肘屈伸（自己他動）
	608 肘屈伸抵抗運動

●手・指関節トレーニング

臥位レベル	701 手掌背屈
	702 手指屈伸
	703 手指外転
座位・立位レベル	704 前腕回内外
	705 前腕回内外（自己他動）
	706 手掌背屈
	707 手掌背屈（自己他動）
	708 手指屈伸
	709 手指の内外転
	710 母指対立運動
	711 手指屈伸（自己他動）

●体幹トレーニング

臥位レベル	801 骨盤傾斜（腰痛）
	802 へそのぞき（腹筋強化）
	803 腹筋強化
	804 腹筋強化の悪い例
	805 腹斜筋強化
	806 腹斜筋強化の悪い例
	807 背筋強化
	808 腰椎伸展（自己他動）
	809 背筋ストレッチ（腰痛）
	810 体幹回旋（両手組み）
	811 体幹回旋
四つ這い位レベル	812 一側下肢挙上
	813 一側上肢挙上
	814 一側上肢・対側下肢挙上
	815 同側上下肢挙上
座位レベル	816 体幹屈曲（両手組み）
	817 体幹伸展（両手組み）
	818 骨盤引き上げ（両手組み）
	819 頸前後屈
	820 頸側屈
	821 頸回旋
	822 頸部等尺性収縮
立位レベル	823 体幹回旋（ストレッチ）
	824 体幹伸展（上肢挙上）
	825 体幹伸展

●その他のトレーニング

座位レベル	901 前胸部・背部ストレッチ（COPD体操）
	902 側胸部ストレッチ（COPD体操）
	903 体幹回旋ストレッチ（COPD体操）
	904 上肢の空中壁押し（COPD体操）
	905 足組み力いれ（COPD体操）
	906 立ち上がりブロック（COPD体操）
	907 有酸素運動（COPD体操）
	908 口すぼめ呼吸
	909 腹式呼吸
	910 咳・ハフィング
立位レベル	911 フロントランジ
	912 呼吸筋ストレッチ体操

体幹
（801〜825）

肩関節
（501〜515）

肘関節
（601〜608）

手・指関節
（701〜711）

股関節
（201〜223）

膝関節
（301〜315）

足関節
（401〜410）

バランス・動作
（101〜121）

その他
（901〜912）

リハビリテーション・ホームエクササイズ

患者さんに渡せる自主トレーニング127

高橋 仁美・金子 奈央 編著

医歯薬出版株式会社

<編著者一覧>

高橋 仁美　市立秋田総合病院リハビリテーション科技師長
金子 奈央　京都大学医学部附属病院循環器内科

This book was originally published in Japanese
under the title of :

RIHABIRITESHON HOMUEKUSASAIZU
(Rehabilitation Home Exercise Program)

TAKAHASHI, Hitomi
　Department of Rehabilitation, Akita City Hospital
KANEKO, Nao
　Department of Cardiology, Kyoto University Hospital

© 2014　1st ed.
ISHIYAKU PUBLISHERS, INC.
　7-10, Honkomagome 1 chome, Bunkyo-ku,
　Tokyo 113-8612, Japan

はじめに

　厚生労働省では，団塊の世代が75歳以上となる2025年（平成37年）を目途として，高齢者の尊厳の保持と自立生活の支援の目的のもとで，可能な限り住み慣れた地域で，自分らしい暮らしを人生の最期まで続けることができるよう，地域の包括的な支援・サービス提供体制（地域包括ケアシステム）の構築を推進しています．この地域包括ケアシステムの一つとして「介護予防」への取り組みが重要視されています．

　介護予防とは，元気な高齢者の生活機能の維持または向上，そして高齢者が要介護状態になるのを防ぐことはもちろんですが，要介護状態にいる人の生活機能が悪化するのを防ぎ，その機能を維持・向上させることでもあります．いずれの段階であっても介護予防の考え方としては，自立した生活が送れるように支援する「自立支援」の考え方が基本となり，生涯にわたって生活の質（QOL）を維持・向上させることが重要となります．

　本書は，患者さんが一人で行える自主トレーニングについて，身体の動かし方や運動の方法を指導しやすいように，実際に行っている写真を撮影し収載したものです．現場ですぐに活用できる資料というスタンスで，患者さんや対象者への指導に使用していただく場合には，第2章をコピーすることやCD-ROMの写真データを利用することを許可しております．介護予防はもちろん，退院時リハビリテーション指導などにおいても手軽に活用していただければと思います．患者さんの状態が合致していれば，第2章のエクササイズの指導例をそのままコピーして患者さんにお渡しすることや，CD-ROMから適切な写真データを選択して，患者さんの身体状況に見合ったオリジナルの運動プログラムを作成することが可能です．

　介護予防においては，要介護状態になることの予防や要介護状態の改善・悪化の防止を目的に運動指導が行われます．この目的を達成するには，単に運動機能面の維持や改善だけに着目するのでは十分なアプローチにはなりません．環境調整も含め，運動プログラムの作成やエクササイズの指導などによって，対象者に前向きに運動に取り組んでもらえれば，高齢者一人ひとりの日常生活での居場所と出番づくりのきっかけとなり，生活機能（活動レベル）や参加（役割レベル）の向上にも繋がっていくでしょう．

　本書を利用したエクササイズの取り組みが，一人ひとりの生きがいや自己実現の取り組みのために少しでも役立ち，さらにQOLの向上に寄与できるのであれば，筆者らの望外な喜びとするところであります．

　最後になりますが，本書の刊行に際しまして，多大なるご尽力を賜りました医歯薬出版編集部の戸田健太郎氏に心より感謝いたします．

平成26年8月

高橋仁美　　金子奈央

本書の使い方

- 本書の第2章（17～55ページ）に掲載している内容は，患者さんへのエクササイズ指導に利用する場合に限り，コピーして提供することを許諾します．また，CD-ROMに収載している写真データについても同様に，エクササイズ指導に利用する場合に限り，データの利用を許諾します．

- 第2章には，目的・疾患別のエクササイズのセット19項目を準備しています．見開き2ページで1項目になります．

- 本書付属のCD-ROMは，485点のカラー写真データ（jpg形式）をエクササイズ別に140のフォルダに分けて収めています．患者さんにあわせたオリジナルのエクササイズセットを作成する際に，これらの写真データをご利用ください．

- 前見返し（表紙をめくった初めのページ）にエクササイズの一覧を載せています．部位・目的別に並べており，簡単な検索機能を果たすようにと意図しています．

- また，第3章（57～100ページ）には，CD-ROM収載の写真をすべて掲載しています（CD-ROM収載のデータはカラーですが，第3章ではモノクロでの掲載となっています）．

- 後見返し（最後のページ）には疾患別のエクササイズ例を一覧で提示しています．

- CD-ROM収載のフォルダ番号は，エクササイズ一覧の番号，および第3章のエクササイズ番号と対応しています．

- エクササイズを選ぶ際には，まず見返しの一覧表で該当するエクササイズをチェックし，第3章でその内容を確認し，よろしければCD-ROMからデータを取り出して利用する，という形で活用いただけるようにしています．

- CD-ROMに収載しているのは写真データ（jpg形式）およびPowerPointでご利用いただく際の便利のためにPowerPointに写真データをコピーしたファイルのみです．エクササイズの指導内容（反復回数や注意事項など）は患者さんに合わせて作成してください．

- 第2章のコピーとCD-ROM収載の写真データを使った指導によるいかなる事象に対しても，本書は一切の責任を負いません．医療従事者の責任においてご利用ください．

目　次

はじめに…………………………………………………………………………………………… iii
本書の使い方……………………………………………………………………………………… iv

第1章　総論 …………………………………………………………………………………… 1

1. エクササイズの必要性 …………………………………………………………………… 2
2. トレーニングやエクササイズの方法 …………………………………………………… 5
3. トレーニングやエクササイズを行う際の注意 ………………………………………… 9

第2章　エクササイズの指導例 …………………………………………………………… 17

1. 介護予防 …………………………………………………………………………………… 18
2. 腰痛体操 …………………………………………………………………………………… 20
3. 肩こり体操 ………………………………………………………………………………… 22
4. 肩関節疾患（五十肩など） ……………………………………………………………… 24
5. 肩関節疾患（上腕骨近位端骨折術後など） …………………………………………… 26
6. 肘関節の疾患（肘関節周辺の骨折など） ……………………………………………… 28
7. 手関節の疾患（橈骨遠位端骨折など） ………………………………………………… 30
8. 股関節の疾患①（変形性股関節症，人工股関節置換術後など） …………………… 32
9. 股関節の疾患②（変形性股関節症，人工股関節置換術後など） …………………… 34
10. 膝関節部の疾患①（変形性膝関節症，人工膝関節置換術後など） ………………… 36
11. 膝関節部の疾患②（変形性膝関節症，人工膝関節置換術後など） ………………… 38
12. 足膝関節部の疾患（足関節の骨折など） ……………………………………………… 40
13. 骨粗鬆症体操 ……………………………………………………………………………… 42
14. リウマチ体操（上肢の運動） …………………………………………………………… 44
15. リウマチ体操（下肢の運動） …………………………………………………………… 46
16. 脳卒中体操① ……………………………………………………………………………… 48
17. 脳卒中体操② ……………………………………………………………………………… 50
18. パーキンソン体操① ……………………………………………………………………… 52
19. パーキンソン体操② ……………………………………………………………………… 54

第3章　付録データの写真一覧 …………………………………………………………… 57

バランス・動作練習 ……………………………………………………………………………… 58
股関節トレーニング ……………………………………………………………………………… 65
膝関節トレーニング ……………………………………………………………………………… 71
足関節トレーニング ……………………………………………………………………………… 76
肩関節トレーニング ……………………………………………………………………………… 80
肘関節トレーニング ……………………………………………………………………………… 85
手・指関節トレーニング ………………………………………………………………………… 87
体幹トレーニング ………………………………………………………………………………… 90
その他のトレーニング …………………………………………………………………………… 96

第1章

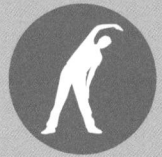

総　論

近年，身体活動の重要性が指摘されています．この章では，身体活動についての考え方，エクササイズのあり方について概説し，エクササイズについての一般的な基礎知識および注意点を述べます．この内容が，患者さんにエクササイズを指導する際の基本事項となります．

1 エクササイズの必要性

●メタボとロコモ

運動不足や身体活動量の低下，さらに過度の飲酒や喫煙といったライフスタイルは，いわゆる生活習慣病を招きます．メタボ：メタボリックシンドローム（内臓脂肪症候群）は，『メタボ検診』で有名となりましたが，これは内臓脂肪が増えることによって起こります．内臓脂肪の蓄積は，血糖，血圧，血中脂質を上昇させるため，糖尿病，高血圧症，脂質異常症，虚血性心疾患，脳血管障害，高尿酸血症，癌などを招きやすい複合病態の状態になります．

ロコモ：ロコモティブシンドローム（運動器症候群）とは，運動器の障害が原因で起こる，いわばメタボの運動器版です．高齢になると，加齢や運動不足によって骨，関節，筋肉，神経などが衰えてきます．このような身体機能の低下や運動器疾患による痛みなどによって，バランス能力や歩行能力が低下すると，閉じこもり，廃用症候群，寝たきりなどに陥る可能性が高くなります．

メタボとロコモは，認知症とともに，健康寿命を短縮させ，寝たきりや要介護状態を作る原因となります．

●身体活動

掃除や散歩などの日常生活活動やジョギングなどの運動による身体活動は，死亡率に影響するとされ，身体活動量の高い人は，高血圧，糖尿病，虚血性心疾患，結腸癌，肥満，骨粗鬆症などの罹患率が低いことや，また，メンタルヘルスや生活の質の改善に効果をもたらすとされています．また，高齢者においては，身体活動が寝たきりを減少させる効果があります．

高齢者は現役を退くことで社会的な役割が減ると，家に閉じこもりがちになりやすくなります．家に閉じこもりがちな生活は，身体活動量を低下させ，身体機能のみならず，精神機能をも低下させることになるのです．

このような高齢者の身体活動を改善する方法としては，定期的にウォーキングなどを実施することも有効ですが，いろいろな機会を通じて外出の頻度を増やし，積極的にボランティアやサークルなどの地域活動に参加することも意義があります．地域社会において積極的にいろいろな人と関わりを持ち，社会活動に参加することは，その人の「生きがい」にも通じると考えます．

●健康関連体力

「全身持久力」，「筋力・筋持久力」，「柔軟性」，「身体組成」の4つの要素は，健康を保つ上で極めて大切な体力であるとされ，健康関連体力と呼ばれています．高齢者においては，「自立した日常生活を営む上で必要な最低限の体力」であり，「健康寿命の延伸に貢献する体力」と言えます．健康関連体

力の向上は，日常生活の自立度の低下を防止し，生活習慣病の予防と治療に有効です．転倒予防，介護予防のためにも筋力トレーニングなどの運動が勧められますが，自宅に閉じこもるのではなく，スポーツなど屋外での身体活動量を増やすことで，生活の質（QOL）の維持・向上につなげることが大切です．

● 高齢者の筋力低下

筋力は，日常生活で使わない筋肉ほど低下します．不活動による筋線維の萎縮などの影響は，上肢よりも下肢に現れやすく，また加齢に伴う筋力低下も上肢よりも下肢の筋に顕著に起こります．つまり，高齢者では活動量の低下による廃用性筋萎縮と加齢による筋力低下とが混在した状態にあるといえます．筋が萎縮すると筋容積が減少することはもちろん，筋力も低下します．よって，高齢者では，立ち上がりなどの起居動作や歩行，階段昇降などの移動動作が障害されやすいことになるのです．

筋は赤筋と白筋に大きく分類され，筋の機能には，瞬発力（strength），持久力（endurance），および巧緻性（skill）があります．赤筋と白筋はそれぞれ異なる筋線維からなり，赤筋は姿勢保持筋など持続的な収縮が必要なときに働き，疲労しにくい収縮特性を持っています．一方，白筋は収縮速度が速く，瞬発的に大きな力を発揮するときに働きます．不活動に伴う筋の萎縮は赤筋線維に，加齢に伴う筋の萎縮は白筋線維に現れます．

● 廃用症候群の予防の必要性

脳卒中や骨折などの疾患で入院してリハビリテーションを行い，歩行能力が回復して退院しても，自宅に帰ったら「閉じこもり」や「寝たきり」の生活になり，徐々に運動機能が低下して，歩けなくなってしまったという症例を経験することがあります．

人間の運動機能は使わないでいると衰えます．安静や不活発な生活は，廃用症候群（生活不活発病）をもたらすことになります．したがって，退院後にも回復した機能を維持できるよう，ホームエクササイズなどを行って活動性を高めて，廃用症候群を予防し，運動機能や生活機能を維持・改善することが重要となります．

● 廃用症候群

脳卒中と骨折は，寝たきりの原因の約半分を占めますが，廃用症候群そのものも寝たきりの原因となります．特に高齢者では廃用症候群になりやすい傾向があるので，より注意が必要です（図1）．

廃用症候群（生活不活発病）の準備状態にある
⬇
廃用症候群（生活不活発病）が急速に進展しやすい
⬇
廃用症候群（生活不活発病）からの脱却が困難となる
⬇
二次的，あるいは人工的ともいえる
寝たきり高齢者を作ってしまう

図1　高齢者の閉じこもりや寝かせきりの問題点

表1　廃用症候群（生活不活発病）

1	筋萎縮，筋力低下	7	関節拘縮
2	運動能力，体力低下	8	褥瘡
3	心機能低下，全身持久力低下	9	情緒不安定
4	血圧調整の障害	10	うつ状態
5	呼吸機能の低下	11	対人関係や社会復帰への影響
6	骨粗鬆症	12	その他

　身体不活動による廃用症候群（**表1**）には，大きく身体的，精神的，そして社会的な3つの問題が考えられます．身体的な問題には，筋の萎縮，筋力の低下，運動能力や体力の低下，心機能や全身持久力の低下，血圧調節の障害，呼吸機能の低下などがあります．精神的な面では，情緒不安定，うつ状態などが問題となります．また，社会的な側面では対人生活や社会復帰などに影響を及ぼすと考えられます．身体不活動による廃用症候群がさらに進むと，寝たきりという問題が生じ，そうなると関節拘縮や褥瘡などの発生はもちろん，オムツの使用など介護上の問題も生じることになります．

●介護予防の考え方

　介護予防とは，高齢者が要介護状態になるのを防ぐことはもちろん，要介護状態にいる人の生活機能が悪化するのを防ぎ，その機能を維持・向上させることでもあります．今現在において元気な高齢者であっても，加齢，疾病，障害，環境，意欲などの問題をきっかけとして生活機能が低下し，ADL障害が起こってくることが予想されます（**図2**）．

　よって，実際の介護は，活発な生活を送り生活機能に低下が無い状態の人やADLが自立レベルでも生活機能の低下が疑われる人に対しての介護予防，また実際に要支援状態にある方に対してはADLの自立をはかる（狭義の）自立支援型介護，さらにADLの自立が困難である人に対しての介護

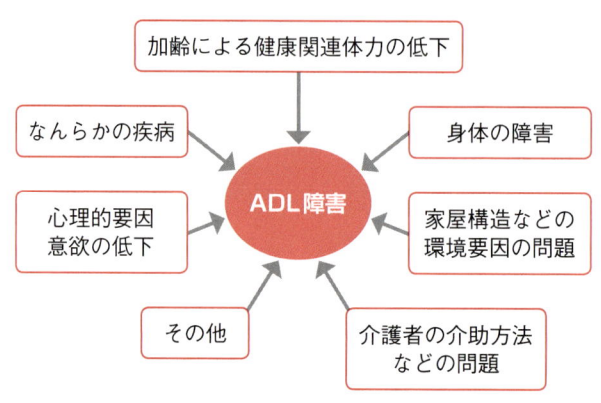

図2　ADL障害の原因

負担軽減の介護といった，大きく3つに分類されます．いずれの段階であっても介護予防の考え方としては，自立した生活が送れるように支援する「自立支援」の考え方が重要となり，生涯にわたってQOLを維持・向上させることが重要です（図3）．

● 安全性への配慮と身体機能

脳卒中などの疾病による麻痺，筋力低下などによる変調などによって「立てない，歩けない」などの訴えがあると，転倒や転落などの危険を避けようとして，自ら動くことを制限し，必要以上の介助や介護を行うことがあります．そうなると身体活動量は減少し，身体機能がますます低下して，その結果，介助量はさらに増大するといった悪循環に陥ることになります．

よって，安全性を確保した上で，その人の能力の範囲内で，できる限り自ら行動してもらうことが重要となります．動作に介助が必要な状態であっても，本人の最大限の能力を生かすようにし，最低限の介助でその動作ができるようにすることが大切です．

このような指導が，活動性を向上させ，身体機能の維持・向上へと結びつき，介護負担の軽減に繋がっていきます．

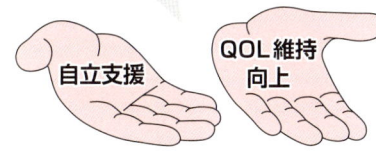

・活動的な生活を維持する
・閉じこもりを防ぐ
・ADLの低下を防ぐ
・介護負担を減らす
・介護負担の増大を最小限にくいとめる　など

効果

自立支援　QOL維持向上

図3　介護予防の基本的な考え方

2 トレーニングやエクササイズの方法

● トレーニングの原則

①**過負荷の原則**：日常行っている運動強度よりも強い負荷で行います．トレーニングで筋力が増強したら，これまで行っていた負荷より強度を上げないと，さらなる筋力増強は期待できません．この過負荷の原則は，持久力トレーニングにも言えることで，一定時間以上の運動を継続していくことが必要となります．

②**特異性の原則**：耐久性や最大筋力などの目的を明確にして適切なトレーニングで行います．上肢のトレーニングをすれば上肢が鍛えられますが，下肢の筋力は増強しませんし，等尺性収縮運動を行って筋力が増強しても，求心性や遠心性の等張性収縮ではその効果が発揮されません．

トレーニングの効果は，運動方法，使用する筋，収縮様式などに依存します．したがって，目的とする動作やそれに関与する筋を明確にしてトレーニングすることが重要となります．

③**反復性(継続性，可逆性)の原則**：トレーニングは長期に渡って習慣的に行います．トレーニングによって得られた効果はトレーニングを継続している間は維持されますが，中断すると徐々に消失していきます．ただし，トレーニングした期間が長ければ得られた効果が元に戻るまでは緩徐で，トレーニング期間が短ければ効果の消失は速くなります．

④**漸進性の原則**：トレーニングの強度や量は段階的に増加させ，また難易度もアップさせます．急激な負荷量や運動量の増加は，怪我や障害を起こす原因となります．また技術的なレベルを急激に上げることは意欲低下にも繋がることがあります．

⑤**個別性の原則**：年齢・性別・運動歴などを考慮し，個人差に応じたトレーニングを行います．人間の運動能力は，人それぞれに違いがあります．年齢や性差はもちろん，各個人の運動目的，運動能力レベル，技術的レベルなどによって運動メニューを考える必要があります．

⑥**全面性の原則**：トレーニング部位や種目に偏りがないようバランスをとります．体力は様々な要素で構成されているので，できる限り全ての要素を取り入れるべきです．この全面性の原則がベースとなり，先に述べた個別性の原則が上乗せされます．

⑦**自覚性(意識性)の原則**：トレーニングの目的を理解し，使用する筋肉を意識します．トレーニング目的をよく理解し，何が改善するのかを意識することが，十分な効果に繋がります．

●バランス能力と転倒予防

寝たきりの原因となる骨折は，「転倒」を予防することが重要です．転倒予防に効果的な運動は，筋力トレーニング・ストレッチング・バランス練習です．加齢によって筋力が低下している高齢者では，筋力がバランス能力に大きく関係しています．また柔軟性も関与するため，ストレッチも必要となります．下肢や体幹の筋力と可動性や柔軟性は必須で，特に足(足関節，足底，足指)や体幹の筋力と柔軟性を維持することが重要と考えられます．また，バランスそのもののトレーニングを行うことも大切です．体重負荷を十分に行うこと，水平方向へ速く移動すること，垂直方向への振幅を大きくすること，などは効果的です．

●ストレッチング

一般的に，ストレッチングは柔軟性を高めるのに効果的です．また，準備運動や整理運動としても利用されます．ストレッチングのエビデンスは，まだ十分ではありません．主な目的は，『①関節の可動域を高め，柔軟性を改善する．②筋・腱・靱帯の障害を予防する．③筋の緊張をやわらげ，筋疲

労を解消する．④血液循環を良くし，肩こりや腰痛を予防・改善する』などです．

実際に行う際には，『①反動をつけないで行う．②呼吸を止めないで息を吐きながら行う．③痛みが生じない程度で行う．④10秒程度かけてゆっくり行う．⑤ストレッチする筋を意識して行う』などに注意します．

● 筋力トレーニング

筋力は「起き上がる，立ち上がる，歩く」などの基本動作に深く関係しています．自立した日常生活を送るためには，筋力の維持・向上が必要です．筋力トレーニングの効果には，『①筋力，敏捷性，バランス機能が改善する．②筋が肥大し基礎代謝量が上がり，太りにくくなる．③善玉コレステロール(HDL)を増加させる．④中性脂肪を減少させる．⑤姿勢が改善する』などがあります．

筋力増強において，100％の最大筋力で1回の運動が可能な負荷を1RMとよびます．つまり，10RMとは10回を反復することが可能な負荷で，11回は反復できない負荷ということになります．例えば最大筋力の50％の負荷量にすると，運動回数は30回となります．高齢者では，大腿四頭筋，殿筋群，ハムストリングスなどの主要な筋群を8〜10種目に対して，10〜15RMを2〜3回/週を行うのがよいとされています．なお，運動と運動の間は48時間以上空けるようにします．

実際に筋力トレーニングをする際には，高齢者では負荷量を強くするよりも，負荷を軽くしていき，回数を増やすことが現実的な対応となることが多くなります．負荷が強すぎると，鍛えたい筋以外が強く働き，代償運動が生じたり，痛みが出現したりするので注意が必要です．また，息こらえをして強い負荷でのトレーニングをしている人もいますが，息を止めて力を入れるとバルサルバ効果にて血圧が上昇するので，リスク面での問題があります．さらにトレーニング中は，鍛える筋を意識して，ゆっくり息を吐きながら行うのがよいとされています．安全に行え，筋を意識することにより，より筋力増強される効果があります．

● 有酸素運動

ウォーキング，ジョギング，サイクリングなどの有酸素運動とは，大筋群を使う持続的でリズミカルな運動をいいます．有酸素運動の効果には，『①持久力を向上させる．②善玉コレステロール(HDL)を増加させる．③中性脂肪を減少させる．④血圧や血糖値を低下させる．⑤肩こりや不眠などを改善する．⑥ストレスを解消する』などがあります．

軽く汗ばんで，少し息が弾む程度の運動強度(8ページ，主観的運動強度の項参照)で20分以上/日を3〜5回/週を目指すとよいです．なお，ウォーキングなどの有酸素運動前のウォーミングアップや後のクーリングダウンも行うと，怪我や事故などの予防に繋がります．特に初心者では，いきなり早く歩こうとせず，慣れるまでは，前

後にはストレッチや体操などを行い，実際に歩く際には，無理せず普通の速さから始めるようにします．また，膝痛や腰痛のある人は，整形外科医や理学療法士など専門家と相談してから開始するよう指導します．

● 主観的運動強度：ボルグ・スケール(Borg scale)

生理的な運動強度は，酸素摂取量を測定することによって設定可能ですが，日常生活での応用は現実的ではありません．酸素摂取量に代わる運動強度の指標としては，心拍数と主観的運動強度が多く用いられています．ただし，心拍数については年齢や体調などに影響されやすいことや，また運動中に自分の心拍数を計測することがなかなか困難なこともあります．これに対して，主観的運動強度(rating of perceived exertion：RPE)は，一般的に使いやすく，安全で簡便な指標となります．

スウェーデンの心理学者であるGunnar Borgは，運動中の感覚的強さを測る尺度(ボルグ・スケール)を提唱しました．これは，われわれが運動を行った時に感じる「きつさ」の感覚を心拍数と関連づけ，点数化したものです．当初のボルグ・スケールは0〜20の21段階でしたが，運動中の心拍数に適合させるために6〜20の15段階とされました(表2)．この方法では，安静時心拍数60拍/分で，最高心拍数200拍/分と仮定されており，係数×10すると，ほぼ運動中の心拍数が反映されることになります．有酸素運動の運動強度の設定に際し有用であり，自己参加という面でも有効です．さらに，10段階に分けた簡素化された修正ボルグ・スケールも使われています(表3)．

表2　ボルグのオリジナルスケール

BorgのRPEスケール(Original Scale)	
6	
7	非常に楽である(Very, very light)
8	
9	かなり楽である(Very light)
10	
11	楽である(Fairly light)
12	
13	ややきつい(Somewhat Hard)
14	
15	きつい(Hard)
16	
17	かなりきつい(Very hard)
18	
19	非常にきつい(Very, very hard)
20	

表3　修正ボルグ・スケール

自覚的運動強度	
新Borg・スケール	
0	なにも感じない
0.5	非常に弱い
1	かなり弱い
2	弱い
3	中等度に弱い
4	やや強い
5	強い
6	
7	かなり強い
8	
9	
10	非常に強い
	最大限

実際の運動時には，"ややきつい"と感じられる程度までの強度が適応です．"ややきつい"までは有酸素運動の要素が強いが，それ以上の"きつい"になっていくと無酸素運動になっていくと考えられています．よって，運動中に主観的運動強度が"きつい"以上になるようであれば，休憩や運動強度を落とすように指導して，無理なく安全に運動を行えるようにします．

3 トレーニングやエクササイズを行う際の注意

●メディカルチェック

運動は多くの効果をもたらしますが，危険性もはらんでいます．運動によって，障害や事故が起こることは当然あるので，未然に防ぐためには事前にメディカルチェックを受けておくことが必要です．問診によって，既往歴や健診の結果，またこれまでになんからの異常な症状をみとめたことがないかなどを確認します．そして必要に応じて，血圧測定，血液検査，心電図検査などが行われます．また，高齢者では腰や膝などに痛みや変形性関節症などの整形外科的問題を有していることがあるので，これらの状態がチェックされ，必要があれば，X線検査，超音波，MRIなどが行われます．

●一般的な注意事項

エクササイズを行う前に，発熱，頭痛，咽頭痛，胸痛，腹痛，下痢，めまい，吐き気，倦怠感，息切れ，睡眠不足，イライラなどの症状があったら，無理せずにその日の運動は中止する勇気を持つ必要がありま

す．運動中も無理せず自分のペースで行って，なんらかの異常を感じた時には中止するようにします．運動後には，疲労感，関節痛，筋肉痛などがないか体調をチェックします．

また，寒暖などの環境面にも配慮して行い，気持ちよく運動できるようにします．空腹時や食後は避け，ウォーミングアップとクーリングダウンを行い，十分な休憩をとることや水分補給にも注意します．

●Andersonの基準の土肥変法

原著のAndersonの基準は，対象者は心疾患に限定されてはいません．よって，Anderson基準の土肥変法(表5)は，ある特定の疾患に適応する基準ではなく，大まかな目安として，あるいは疾患が特定されていない場合の判断基準として使用できます．ただし，運動療法全般を対象としているため基準は甘めとなっています．運動中の中止基準や休息する際の判断根拠として活用するには問題ありません．

表4　Andersonの基準の土肥変法

	訓練を行わないほうがよい場合
1	安静時脈拍数が120回/分以上
2	拡張期血圧120mmHg以上
3	収縮期血圧200mmHg以上
4	動作時しばしば狭心痛を起こすもの
5	心筋梗塞発作後1カ月以内

	途中で訓練を中止する場合
1	運動中，中等度の呼吸困難が出現した場合
2	運動中，めまい，吐き気，狭心痛が出現した場合
3	運動中，脈拍が140回/分以上になった場合
4	運動中，1分間10回以上の不整脈が出現した場合
5	運動中，収縮期血圧が40mmHg以上または拡張期血圧が20mmHg以上上昇した場合

	途中で訓練を休ませて様子を見る場合
1	脈拍数が運動前の30％以上増加した場合
2	脈拍数が120回/分を超えた場合
3	1分間10回以下の不整脈が出現した場合
4	軽い息切れ，動悸が現れた場合

●各種姿勢レベルでの運動時の注意

・寝たきりかほぼ寝たきりに近いレベル

　他動的であれ，なんとか起こして，まずは座位をとるところまでできるようになることが目標となります．このレベルの人の運動はベッド上が主となりますが，下肢挙上運動（SLR：図①）やブリッジ（図②）などによって，抗重力筋を鍛えることが重要です．さらに，寝返り（図③）や起き上がり（図④）の練習によって自力起座が可能となれば，寝たきりからの脱却となります．抗重力筋の筋力低下は姿勢保持と関係するので，最初は背もたれを利用してもよいので，食

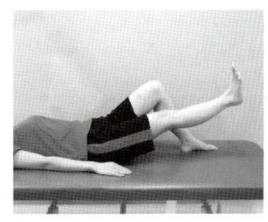
①下肢伸展挙上（SLR）

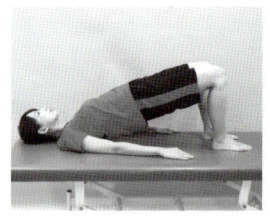
②ブリッジ

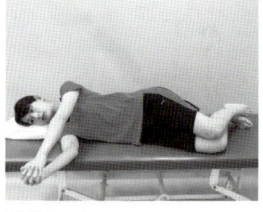
③寝返り

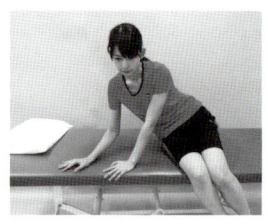
④起き上がり

事の時間などを利用し，できる限り座っている時間を少しずつでも増やすようにします．誤嚥のリスクがある人の場合，座位の練習と食事練習は分けて行います．

・座位が可能なレベル

　座位が可能であっても，背もたれの有無によって脊柱起立筋などの抗重力筋の筋活動に大きな差が生じます．そのため，座位が可能な場合には，できるだけ背もたれを使わずにいろいろな身体活動を長い時間行うことが大切です．これによって，抗重力筋の増強や座位バランスの向上につながります．さらに，座位での大腿四頭筋の筋力強化（図⑤）や机などの支持物を利用してのつかまり立ち（図⑥）を行い，ベッドや椅子から立ち上がれるようになることを目標とします．立ち上がりが困難な場合は，座布団などで座面を高くした状態から立ち上がりを行っていき，徐々に座面を低くしていくとよいでしょう．また，座位での前方への重心移動（図⑦）や殿部を挙上してから横移動（図⑧）なども有効です．

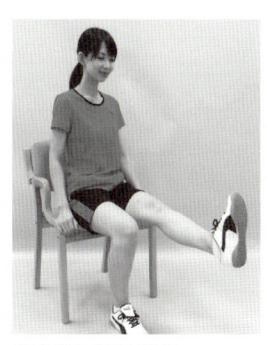
⑤大腿四頭筋強化

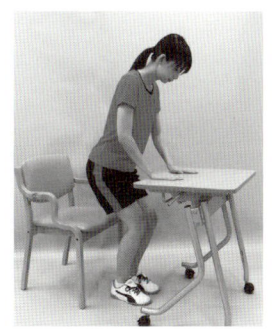
⑥つかまり立ち

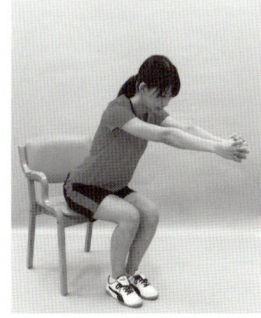
⑦前方への重心移動

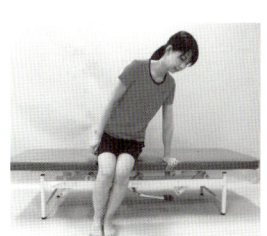
⑧横移動

・立位が可能なレベル

　まずは日常生活の中で立位の時間を多くとるようにします．ハーフスクワット（図⑨）や支持になるものを把持して足踏み（図⑩）などを行い，歩行へとつなげていくのが目標となります．歩行が可能になったら，生活の中で歩行の時間を増やす工夫も必要です．トイレの後や食事の時に食卓まで行くときなど，日常生活の中で歩行の機会を増やすようにします．

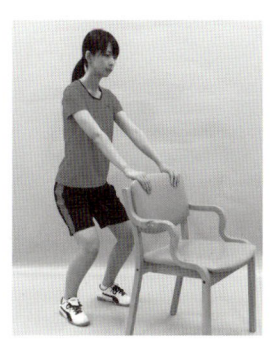
⑨ハーフスクワット

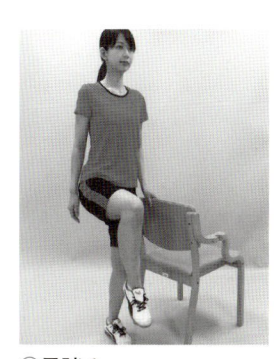
⑩足踏み

● トレーニングを行う際の注意事項とポイント

(1) 安心と安定を得るための環境設定

例えば，寝返りや起き上がりの際には，それぞれの動作の前に，寝返ったり起き上がったりする側にスペースを確保します（図⑪）．スペースを確保することで，寝返りや起き上がりの動作（図⑫）がスムースに行えます．また，起き上がってベッドでの端座位をとるときの姿勢は，足底部が床上に接地できるようにベッドの高さを調整するとよいでしょう（図⑬）．このような環境設定に配慮すると安心と安定が得られるため，自立した動作に結びついてきます．

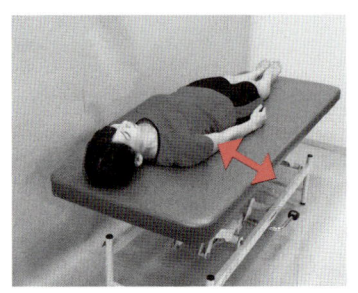
⑪動作前のスペース確保

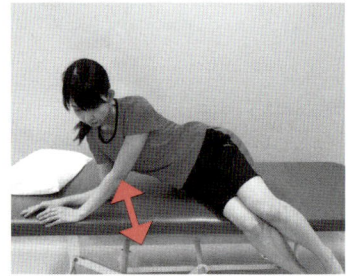
⑫起き上がり動作（スペース確保による動作のスムース性）

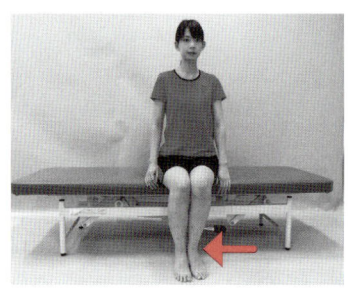
⑬ベッドでの端座位（足底接地による安定性）

(2) 代償運動に注意

肢節の運動では，代償運動に注意が必要です．目的とする運動への注意や意識が薄く漠然と動かしたり，負荷が強すぎたりすることによって鍛えたい筋以外の筋が働くことがあります．正しいフォームで行わないと痛みが出現するなど，リスク管理の面でも問題も生じるので，鍛える筋を意識してポイントを守って運動する必要があります．

・運動の基本面を意識する

肢節の運動では運動の基本面を意識するとよいでしょう（図⑭）．矢状面上の動きには屈曲と伸展，前額面上では外転と内転，水平面上では外旋と内旋です．例えば，肩関節の屈曲や外転運動では，単に上肢の挙

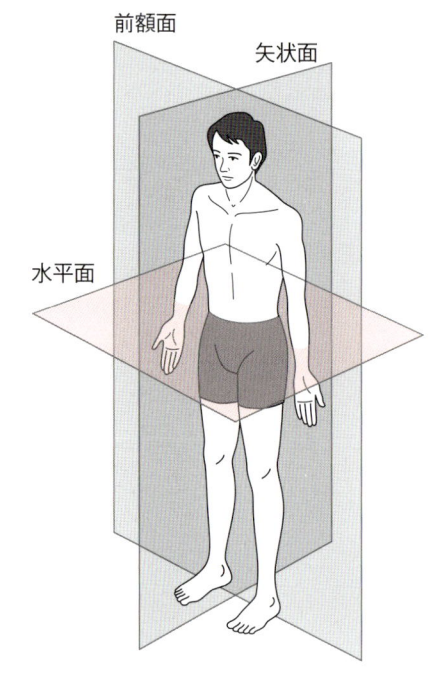
⑭運動の基本面

上をするのではなく(図⑮)，屈曲は矢状面上，外転は前額面上で動かすようにし，同様に股関節の屈曲では外転外旋位にならないよう，矢状面で動かすようにします(図⑯).

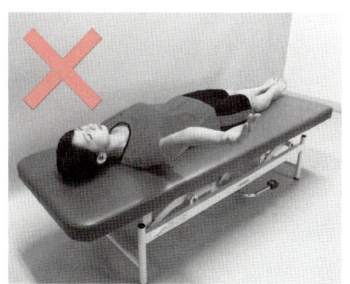
⑮肩関節の挙上

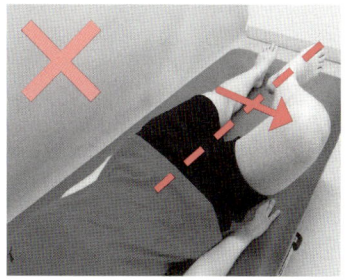
⑯股関節の外転外旋位での屈曲

・目的とする筋肉を収縮させる

トレーニングをする際に使用する筋を意識することは，正しい方法で運動を行う上で非常に重要です．また，トレーニングの原則の項でも少し触れましたが，動かしている筋を意識して収縮させることで，運動効果を上げることができます．実際に使われる筋や関節を意識して運動し，収縮させる筋を触って確認するとよいでしょう．

例えば，上肢では肩関節の屈曲(図⑰)や外転(図⑱)は三角筋が主動作筋ですが，外旋位になっていると上腕二頭筋が収縮することになります．

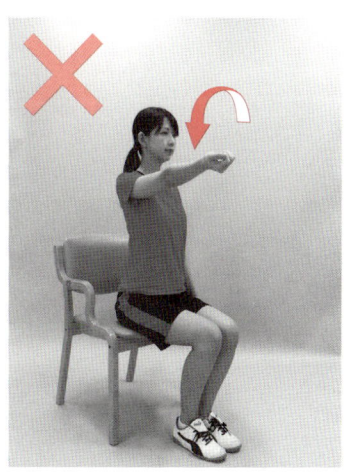
⑰肩関節外旋位での屈曲

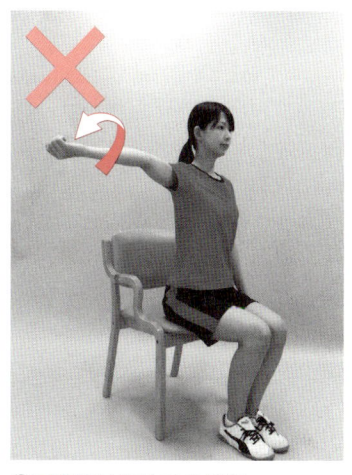
⑱肩関節外旋位での外転

下肢では，座位での股関節の屈曲は腸腰筋と大腰筋の収縮による運動ですが，外転外旋位での屈曲は縫工筋が働きます（図⑲）．また，背臥位での股関節の外転運動では，中間位での外転は中殿筋の収縮による運動ですが，股関節外旋位では腸腰筋や大腿直筋が働くことになり（図⑳），腰方形筋などの体幹外側筋の代償によって骨盤挙上（図㉑）などの代償作用が生じることになります．

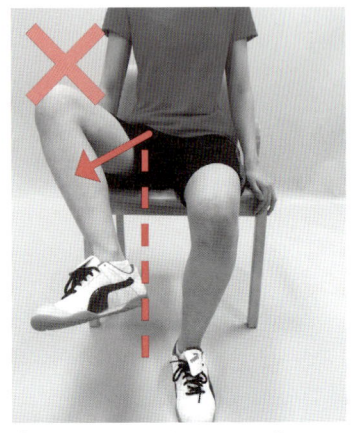
⑲股関節外転外旋位での屈曲

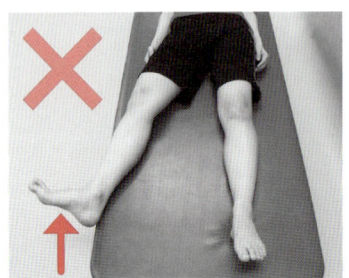
⑳股関節外旋位での外転

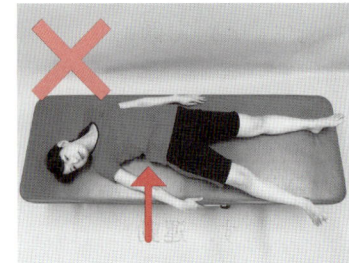
㉑骨盤挙上による股関節外転

・体幹を傾けない

　肢節の運動では，体幹を傾けることによって目的の運動を達成しているようにする見せかけ上の動きにも注意が必要です．例えば，座位で肩関節の屈曲で体幹を伸展して代償したり（図㉒），外転では体幹を側屈したりします（図㉓）．下肢では股関節の屈曲を体幹の伸展で代償する反応があります（図㉔）．

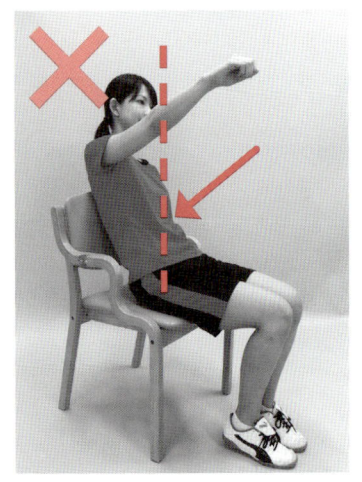
㉒体幹伸展による肩関節屈曲

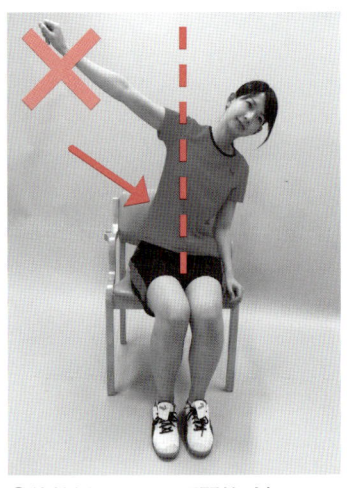
㉓体幹側屈による肩関節外転

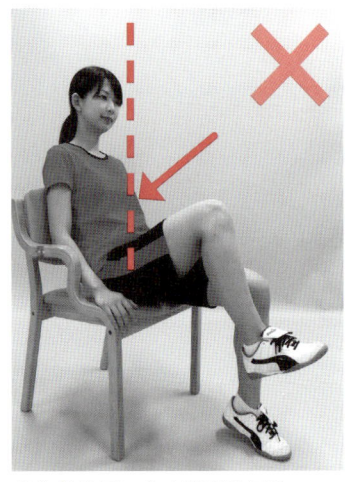
㉔体幹伸展による股関節屈曲

● 過用性筋力低下（Overwork weakness）

過用性筋力低下は，ポリオ後症候群やギランバレー症候群などの末梢神経障害に発生しやすいです．障害された筋および神経に，過度の負荷が連続して繰り返し加わって発生する筋力低下であり，簡単に言えば運動のし過ぎで起こります．よって，個人個人の状態に合わせた正しい運動方法や適切な運動量でトレーニングすることが重要となります．運動後の筋肉痛や筋力低下，翌日まで残る疲労感などが指標となり，これらはやり過ぎです．

過用性筋力低下は，一般に筋力が低下しているほど，また疾患の活動性が高いほど発生しやすいです．しかし，筋力低下が著しい例では，同時に廃用性筋力低下も生じやすいので，過用と廃用という対立する問題にどのように運動するのかが課題となります．このような場合には，低負荷で頻回繰り返す持久力を向上させる運動パターンが効果的と考えられます．

● 実際に運動を行う前に

運動を安全に行うためには，まずリスクをしっかり確認する必要があります．特に高齢者は何らかの疾患を有している場合が多く，事故を未然に防ぐため，先に述べたメディカルチェックを行ってもらいます．また，万が一事故が発生した場合の迅速な対応のために，家族には一次救命処置（BLS）[※]を身につけてもらうとよいでしょう．

実際のトレーニングやエクササイズを行うにあたっては，当日の全身の状態を毎回毎回確認してから行うことが必須となります．具合が悪い場合には，例えば，バランスが低下している人では転倒のリスクが高くなったり，糖尿病のある人では低血糖発作の危険性が増したりするので，現状を把握した上で実施するのか，または中止するのかを判断する必要があります．

※BLS（Basic Life Support）とは，誰もがすぐに行える応急手当のことで，胸骨圧迫，人工呼吸による心肺蘇生，AEDが含まれます．

第2章

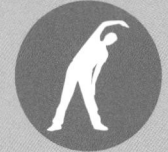

エクササイズの指導例

この章では，実際のエクササイズ指導に使用できる具体例を提示しています．見開き2ページ単位で構成しており，患者さんへの指導に使用する場合に限ってコピーしてご使用いただくことが可能です．患者さんの状況を正しく把握し，セラピストの責任において指導してください．痛みなど，発生したいかなる事象に対しても本書は一切の責任を負いません．また，この章でとりあげた項目は，あくまで典型的な例を想定して作成しています．患者さんに合わせたエクササイズ指導をアレンジしたい場合は，第3章と付録CDのエクササイズ写真を活用してください．

1 介護予防

● スクワット

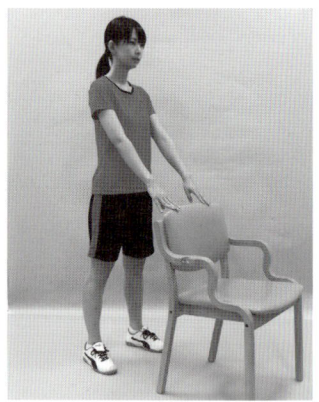 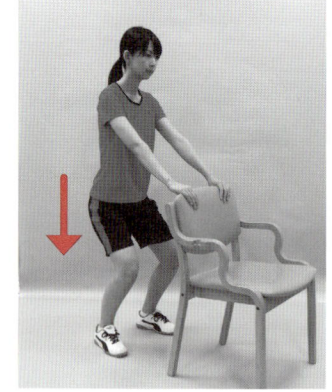 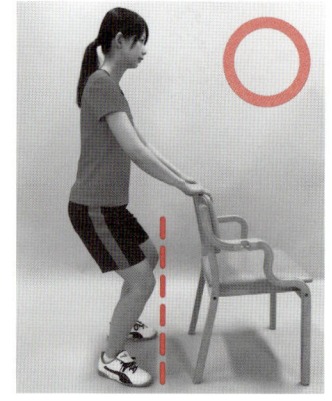

回数 10〜20回程度

【目的】下肢の筋力を全体的に強化します．
【方法】椅子の背もたれなどにつかまり，両足を肩幅より少し広く開き，背すじを伸ばして，膝の屈伸をゆっくり行います．

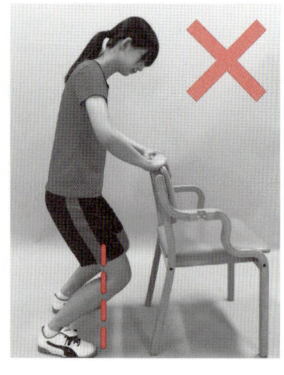 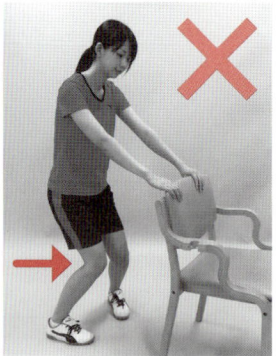

!注意点
つま先より前に膝が出ると，膝に負担がかかります．また，膝が内側に向いていても膝に負担がかかります．膝はつま先より前に出さないよう，椅子に腰掛けるイメージで行うようにします．

● つま先立ち

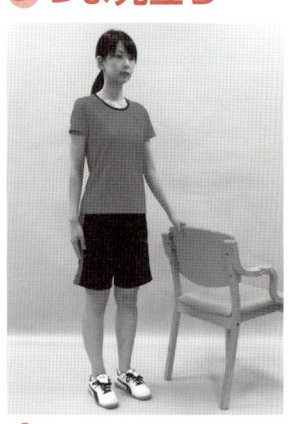 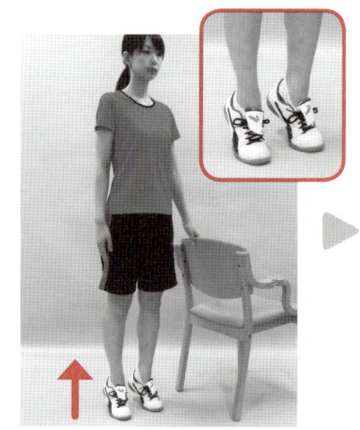 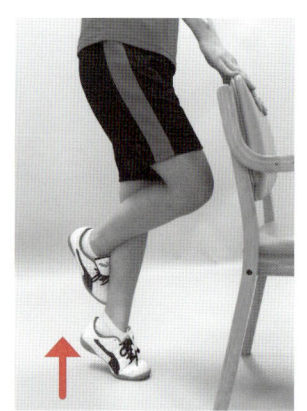

回数 10〜20回程度

【目的】ふくらはぎの筋力をつけ，バランス能力を向上させます．
【方法】椅子の背に軽くつかまった立位で，ゆっくりつま先立ちをしてから，ゆっくり元に戻ります．両足でできる人は，片足でやってみます．

●スクワット　●片脚立ちバランス
●つま先立ち　●フロントランジ

●片脚立ちバランス

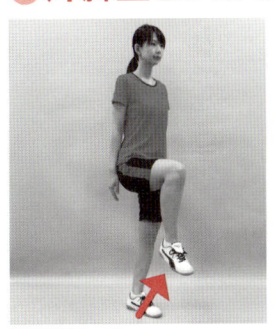 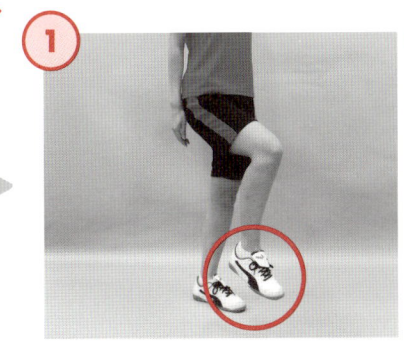 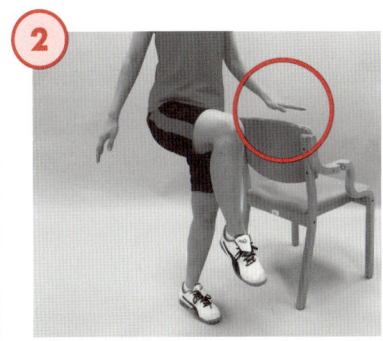

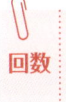
回数　左右　3回程度

【目的】片脚立ちのバランス能力を向上させます．
【方法】立位をとっている状態から片脚をゆっくり上げながらバランスをとります．バランスがうまくとれない場合は，❶足底をすぐに床に付けられるよう脚を高く上げないようにしたり，❷椅子の背などにすぐに手をつけるようにします．

●フロントランジ

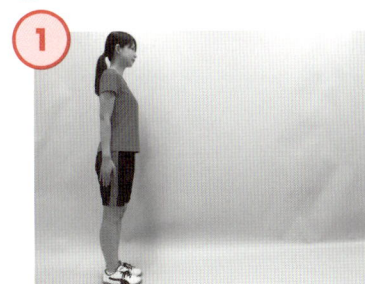 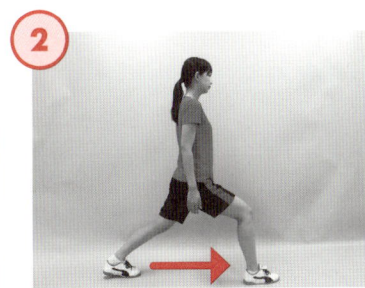

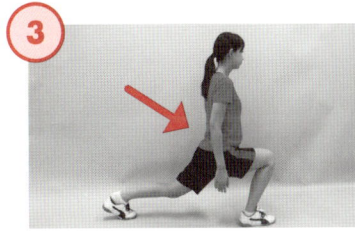

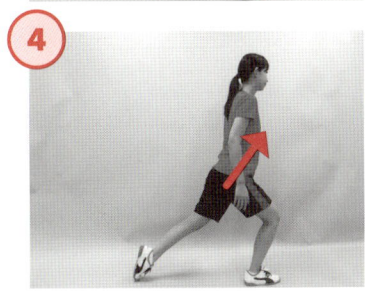 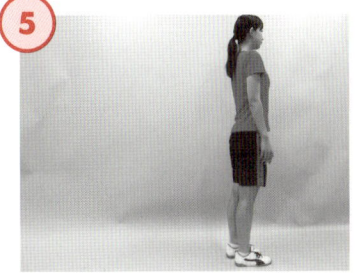

回数　左右　5回程度

【目的】下肢の柔軟性，バランス能力，筋力を向上させます．
【方法】❶立位から，❷片脚を大きく前に踏み出し，❸腰を降ろして姿勢をできるだけ低くします．❹次に，踏み出した前足に体重を移して立ち上がっていき，❺後ろにある足を揃えて立位に戻ります．

2 腰痛体操

● 骨盤傾斜（殿筋強化）

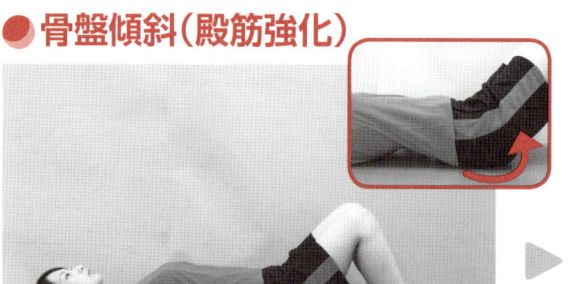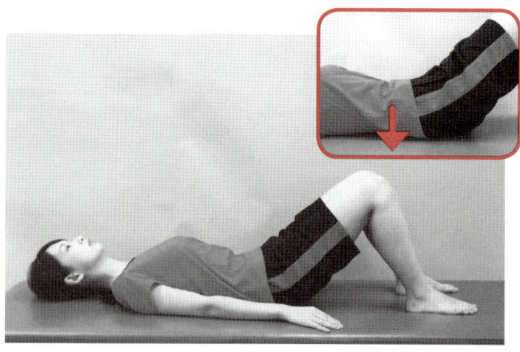

回数 5回程度

【目的】骨盤を傾斜し，殿筋を鍛えます．
【方法】息を吸って，吐きながら，骨盤をしゃくるように回転させ，腰椎を床に押し付けるようにして殿筋に力を入れます．

● へそのぞき（腹筋強化）

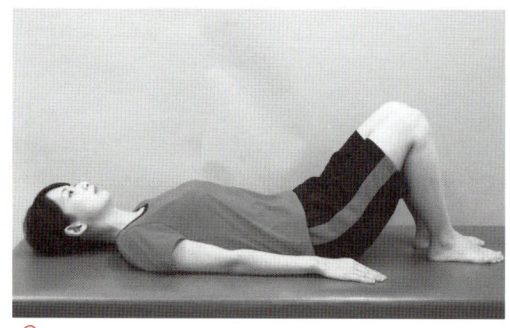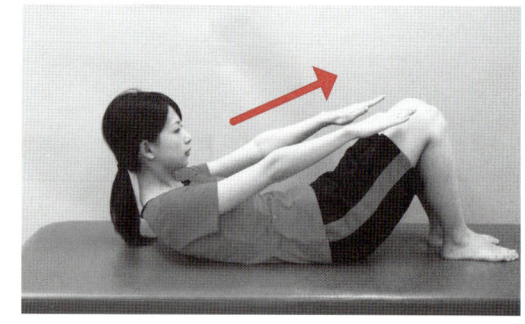

回数 5回程度

【目的】腹筋を鍛えます．
【方法】息を吸って，吐きながら，両手を両膝に伸ばし，頭を持ち上げ，おへそを見て，両肩が床から離れるところまで上体を起こします．

● 両膝かかえ

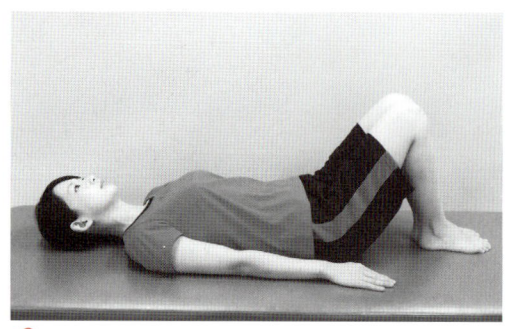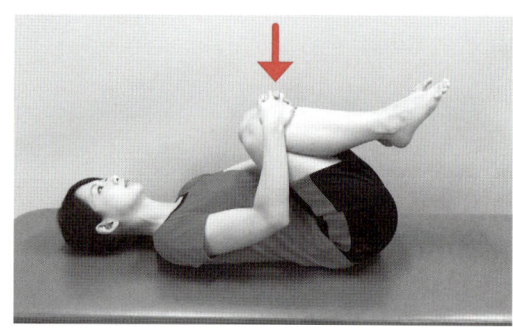

回数 5回程度

【目的】背筋をストレッチします．
【方法】息を吸って，吐きながら，両手で両膝を抱え込み，胸に引っ張ってきて背筋をストレッチします．

●骨盤傾斜（殿筋強化）　●片膝かかえ
●へそのぞき（腹筋強化）　●太もも裏のストレッチ
●両膝かかえ　●腰椎そらし

●片膝かかえ

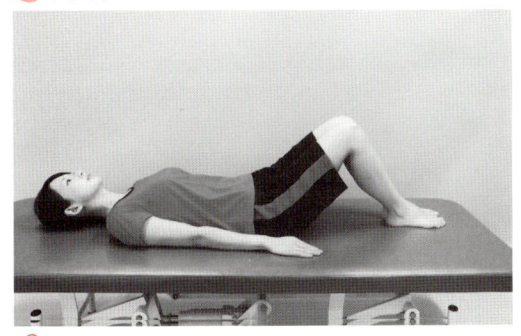 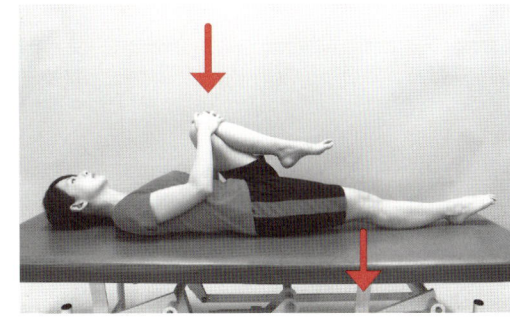

回数　左右5回程度

【目的】股屈筋をストレッチします．
【方法】息を吸って，吐きながら，両手で片側の膝を抱え，胸に引っ張ってきます．この際，反対側の脚は膝を伸ばしたまま床に付けておきます．

●太もも裏のストレッチ

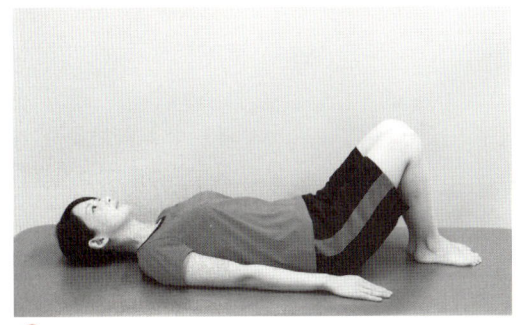 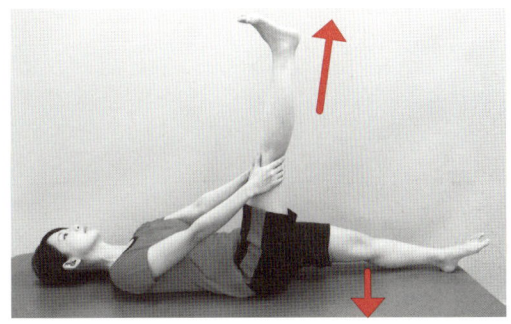

回数　左右5回程度

【目的】膝屈筋群をストレッチします．
【方法】息を吸って，吐きながら，両手で片側の膝の裏を抱え，膝を伸ばしていきます．この際，反対側の脚は膝を伸ばしたまま床に付けておきます．

●腰椎そらし

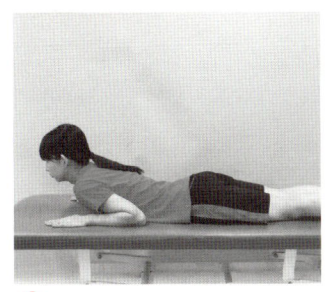 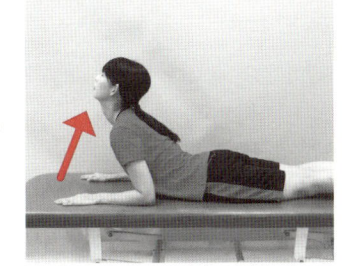 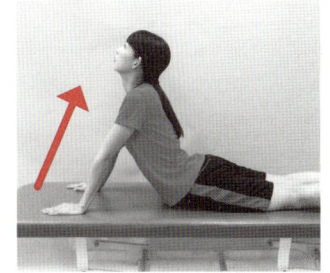

回数　5回程度

【目的】他動的に腰椎を伸展します．
【方法】うつ伏せの姿勢から，腕を伸ばしていって両腕と両肘で上体を支え，息を吐きながら，腰椎を反らします．可能であれば，さらに肘を伸ばし両手で上体を支えます．背筋強化ではないので，背筋には力を入れないで行います．

3 肩こり体操

● 肩の上げ下げ

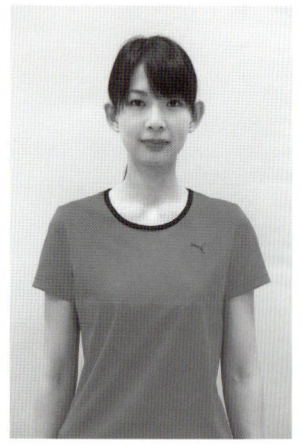 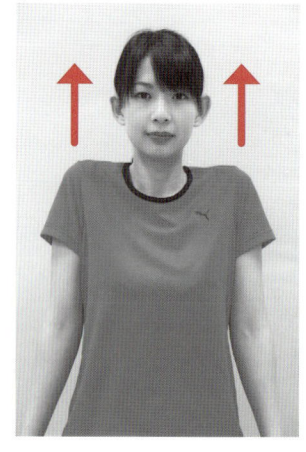

回数 **10**回程度

【目的】僧帽筋を収縮させたり，リラックスさせたりします．
【方法】リラックスした状態から，息を吸いながら肩をすくめ，両肩を両耳に近づけ僧帽筋を収縮させ，次に息を吐きながら両肩を降ろしてリラックスします．

● 胸はり・背中伸ばし

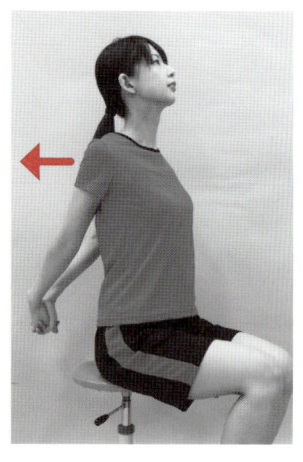 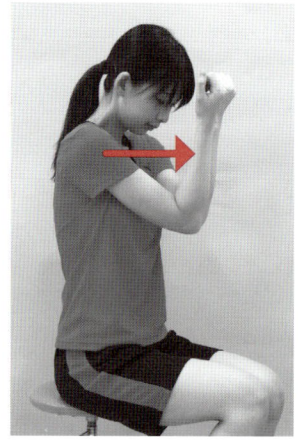

回数 **10**回程度

【目的】前胸部の大胸筋と背部の僧帽筋をストレッチします．
【方法】リラックスした状態から，腰の後で両手を組んで息を吸いながら後方に引き胸を張り，次に息を吐きながら両肘を体の前で合わせ頭を前方に倒して背部の筋を引き伸ばします．

● 背伸び

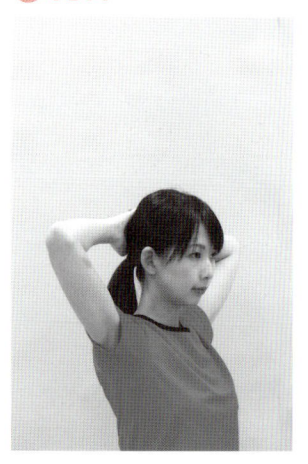 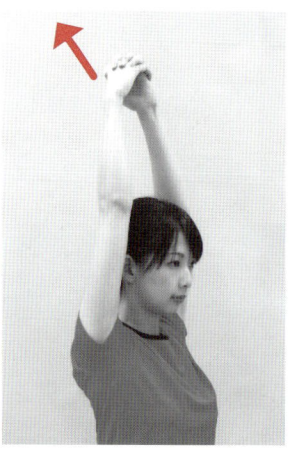

回数 **10**回程度

【目的】後背筋をストレッチします．
【方法】頭の後ろで手を組んで息を吸い，息を吐きながら両手を頭の後ろの方に伸ばして，背伸びをします．

●肩の上げ下げ　●背伸び
●胸はり・背中伸ばし　●頭と手の押し合い

●頭と手の押し合い

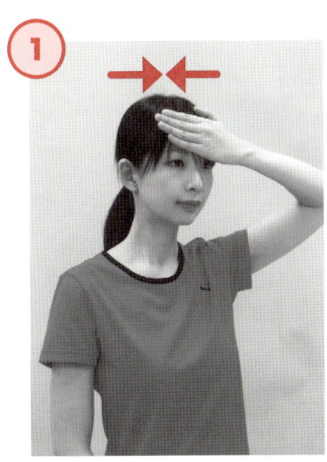
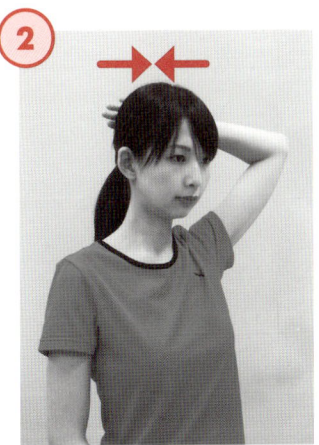
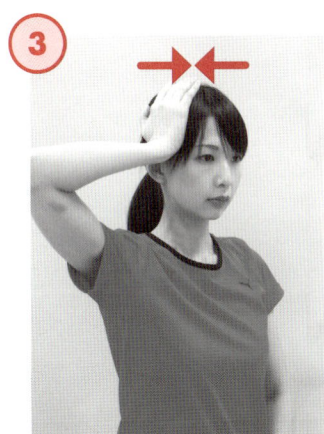
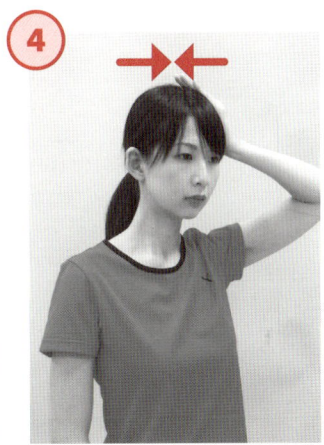
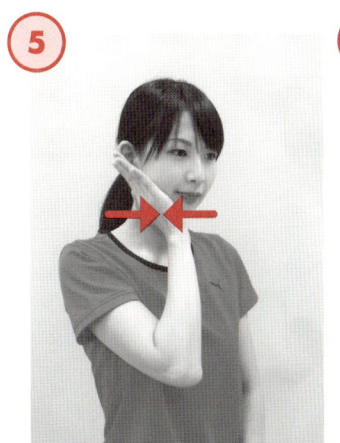
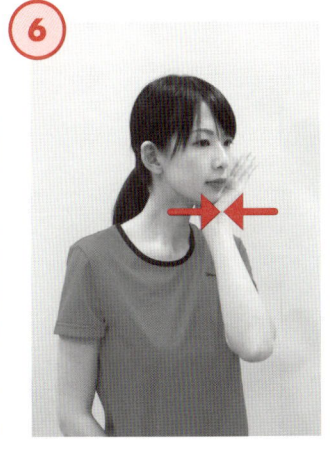

回数 一連の運動を **5回程度**

【目的】首周りの筋力を強化します．
【方法】基本的には，手と頭の押し合いによる運動です．❶息を吐きながら手とおでこを押し合います．❷後頭部と，❸❹右左の側頭部，❺❻左右の顎と押し合います．息を吐きながら5秒程度押し合い続けます．

4 肩関節疾患（五十肩など）

● コッドマン体操　　用意するもの：ペットボトル

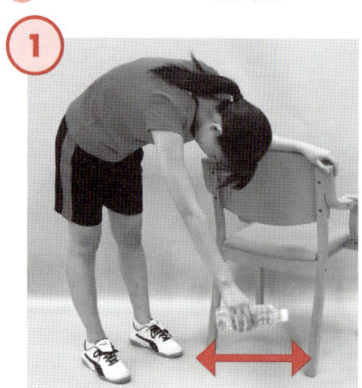 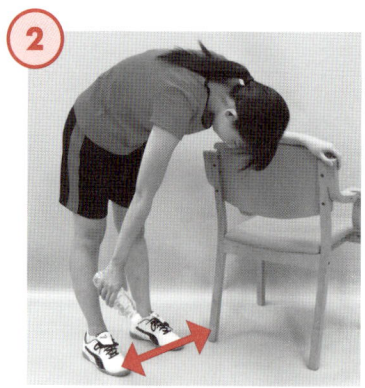 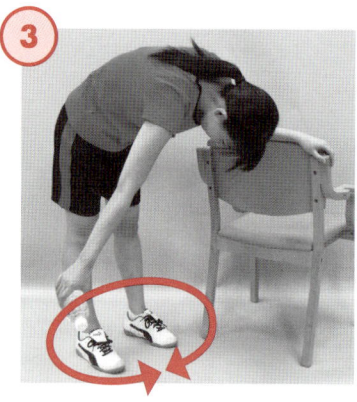

回数 それぞれ **10〜20** 回程度

【目的】肩関節をリラックスさせて動かします．
【方法】椅子やテーブルを利用して，前かがみになり，患側にペットボトルなどを持って，肩の力を抜き，反動を利用して，❶前後，❷左右，❸左右の回転の方向にブラブラと振るようにして動かします．

● 棒体操　　用意するもの：棒

①
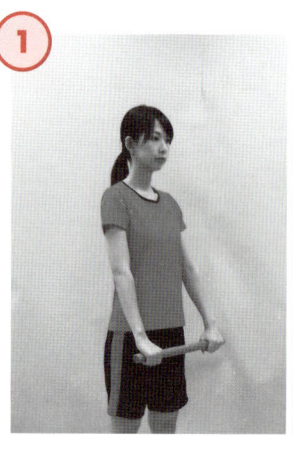 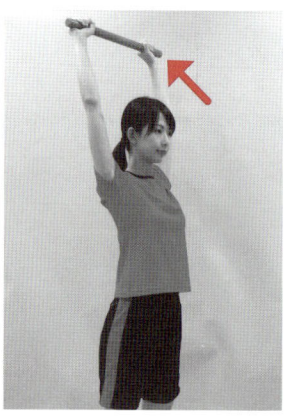

②
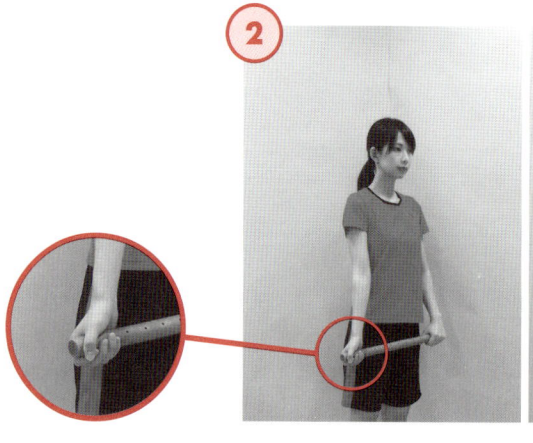 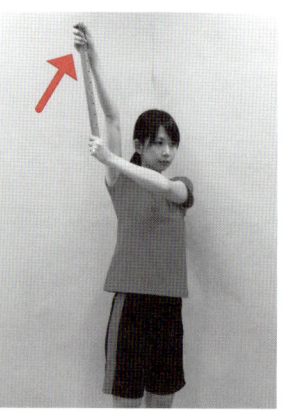

●コッドマン体操
●棒体操

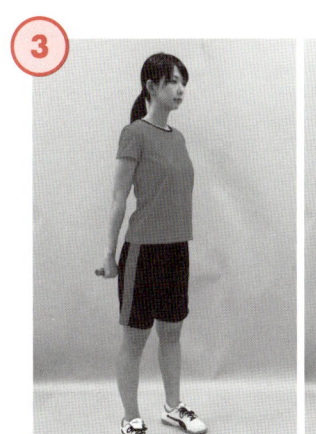
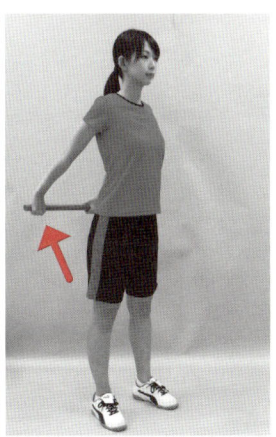

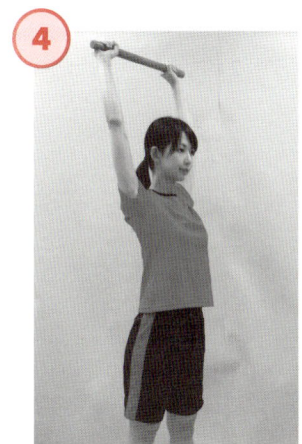
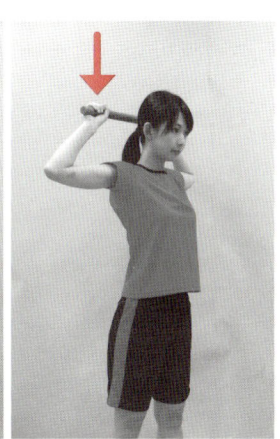

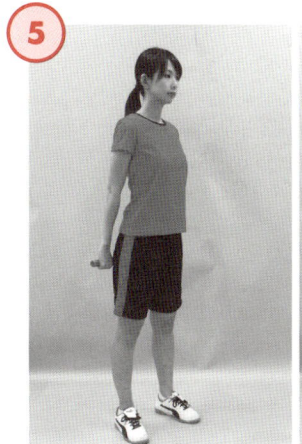
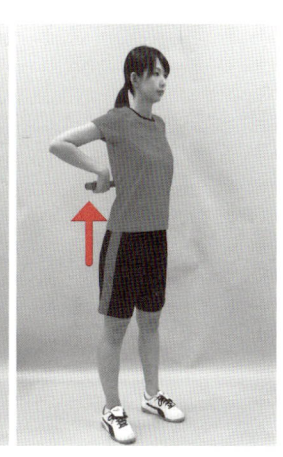

| 回数 | それぞれ 10～20 回程度 |

【目的】肩関節の可動性を改善します．
【方法】両手で棒を握り，❶肘を伸ばしたままで前方から頭上に上げます．❷患側の手は逆手に持ち，肘を伸ばしたまま真横に上げます．❸腰の後ろに棒を持ち肘を伸ばしたまま後ろに引き上げます．❹頭上に上げた位置から棒を首の後ろに降ろしたり，上げたりします．❺腰の後ろに持った棒を上下に動かします．

5　肩関節疾患（上腕骨近位端骨折術後など）

●あお向けでの両腕の上げ下げ

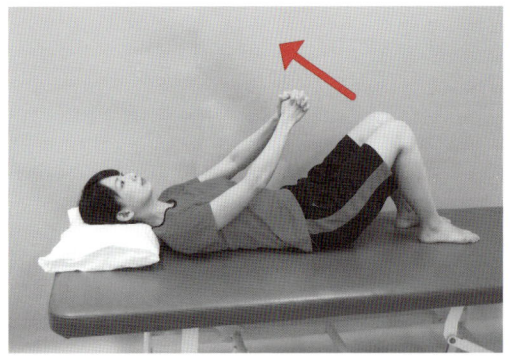 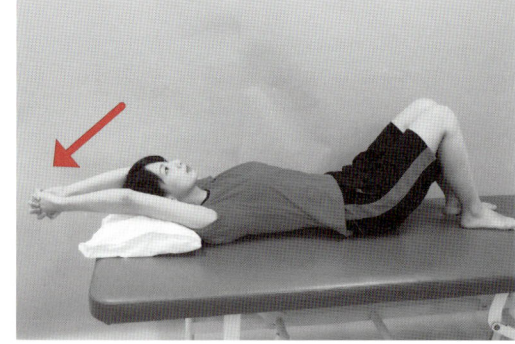

| 回数 | 10回程度 |

【目的】肩関節の動きを良くします．
【方法】あお向けに寝た状態で，両手を組んで，肘を伸ばしたまま腕を頭上に上げます．

●座位での両腕の上げ下げ

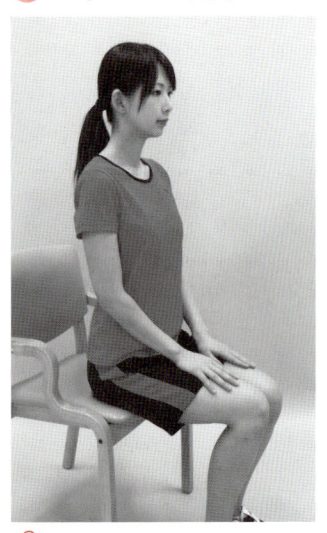 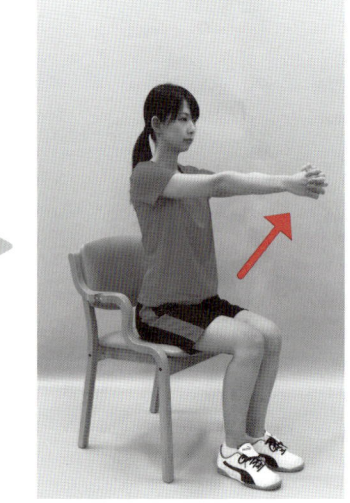 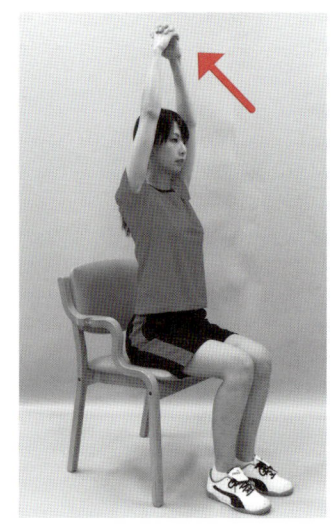

| 回数 | 10回程度 |

【目的】肩関節の動きを良くします．
【方法】椅子に座った状態で，両手を組んで，肘を伸ばしたまま腕を頭上に上げます．

- あお向けでの両腕の上げ下げ
- 座位での両腕の上げ下げ
- 肩の筋力強化

●肩の筋力強化　　　　　　　　　　　用意するもの：ペットボトル

①

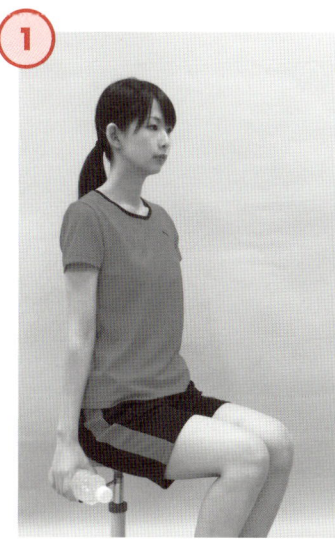
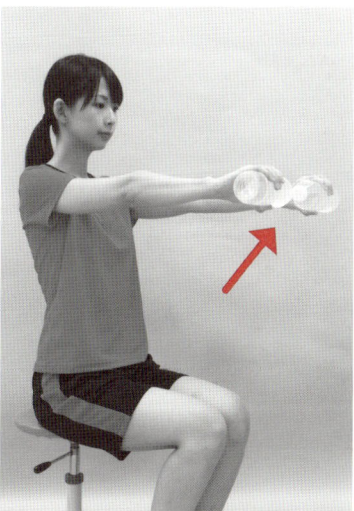

②

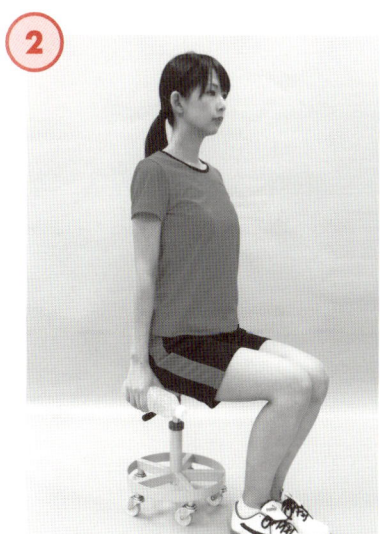
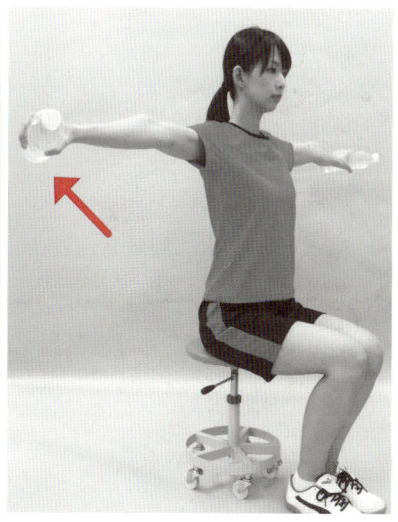

回数　それぞれ 10回程度

【目的】肩関節周囲筋の筋力を強化します．
【方法】椅子に座った状態で，ペットボトルなどを握り，❶肘を伸ばしたまま腕を胸の前まで上げます．❷また，真横にも上げます．

6　肘関節の疾患（肘関節周辺の骨折など）

● あお向けでの肘曲げ

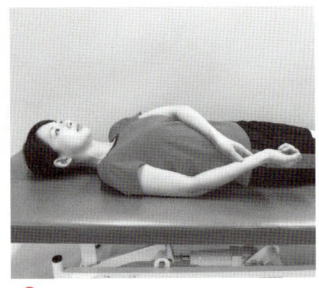 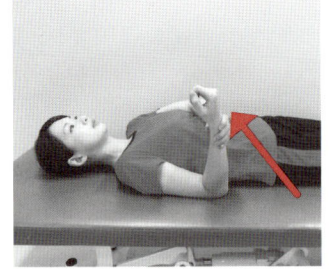 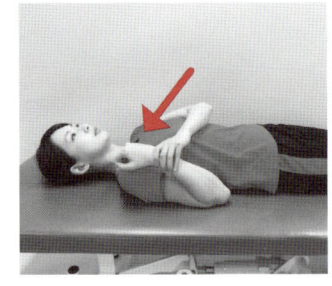

回数 10〜20回程度

【目的】肘関節を曲げる動きを良くします．
【方法】あお向けに寝た状態で，健側で患側の手関節部を持ち，患側の肘を曲げます．

● あお向けでの肘伸ばし　　　　　　　　　　　　　　　▶ 用意するもの：**タオル**

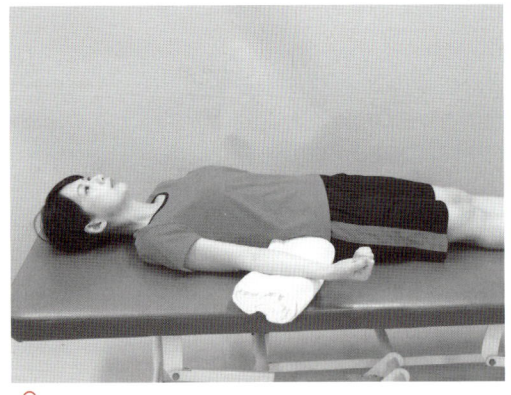 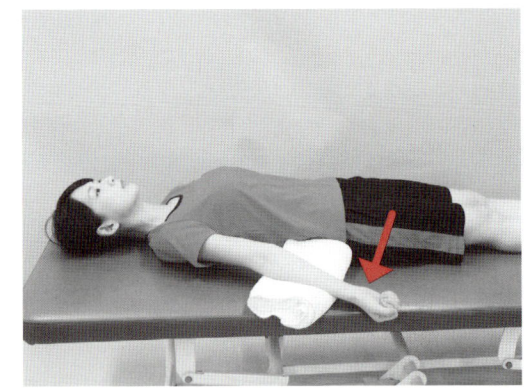

回数 10〜20回程度

【目的】肘関節を伸ばす動きを良くします．
【方法】あお向けに寝た状態で，患側の肘関節部にタオルを置き，肘を伸ばします．伸ばした状態からさらに伸ばすようにしてタオルを押し付け，力を入れます．

●あお向けでの肘曲げ　　●座位での肘曲げ
●あお向けでの肘伸ばし　●座位での肘伸ばし

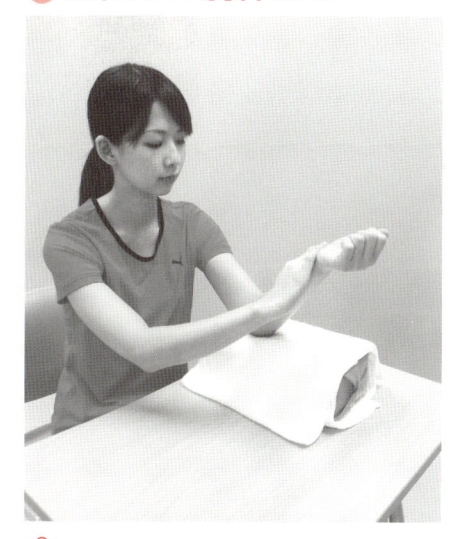

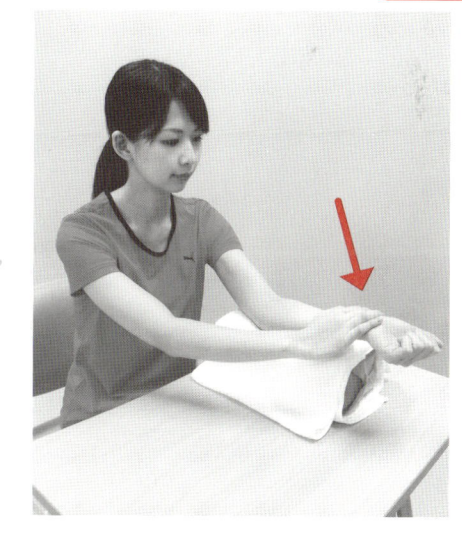

● 座位での肘曲げ

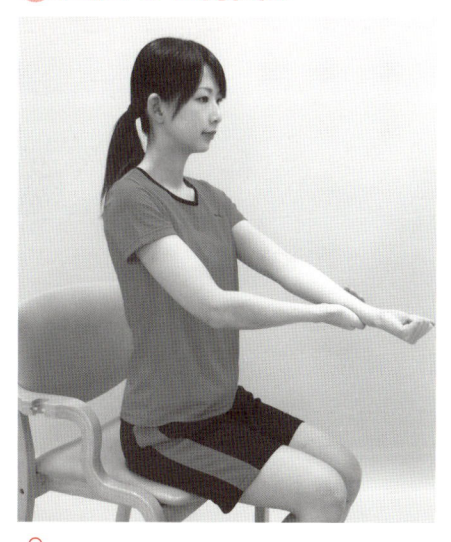

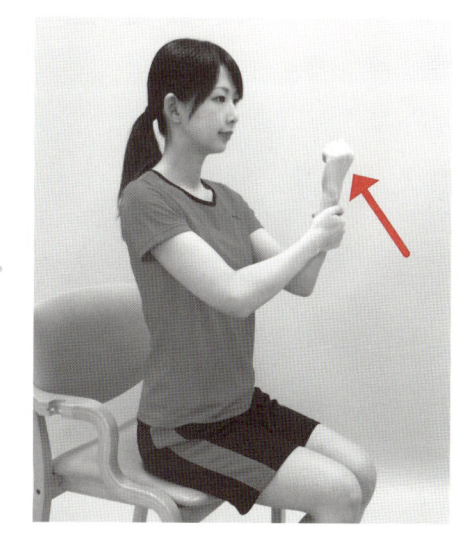

回数　10〜20回程度

【目的】肘関節を曲げる動きを良くします．
【方法】椅子に座った状態で，健側で患側の手関節部を持ち，患側の肘を曲げます．

● 座位での肘伸ばし

用意するもの：**タオル**

回数　10〜20回程度

【目的】肘関節を伸ばす動きを良くします．
【方法】椅子に座った状態で，テーブルの上にタオルなどを置き，その上に患側の肘関節部を固定して，健側の手を患側の手関節部に置いて肘を伸ばします．

7 手関節の疾患（橈骨遠位端骨折など）

●手のひらの外回し

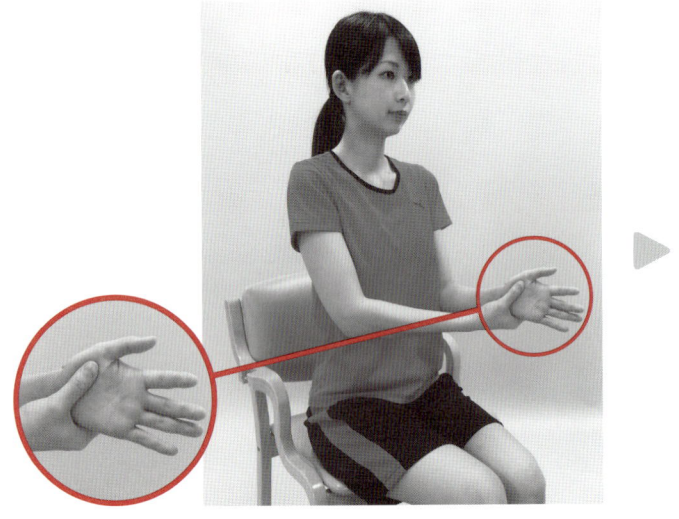

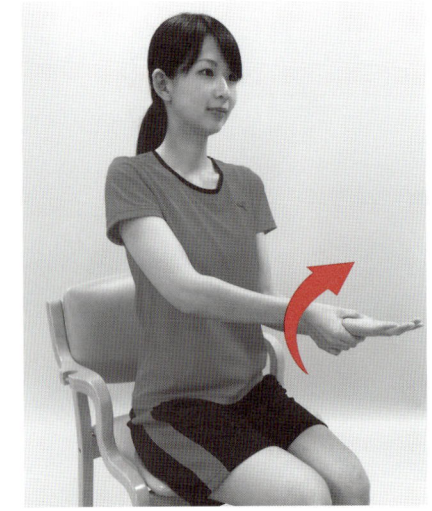

回数 10〜20回程度

【目的】前腕回外の動きを良くします．
【方法】患側の肘を脇に付け，健側の手で患側の手を写真のように持ち，患側の前腕を回外させます．

●手のひらの内回し

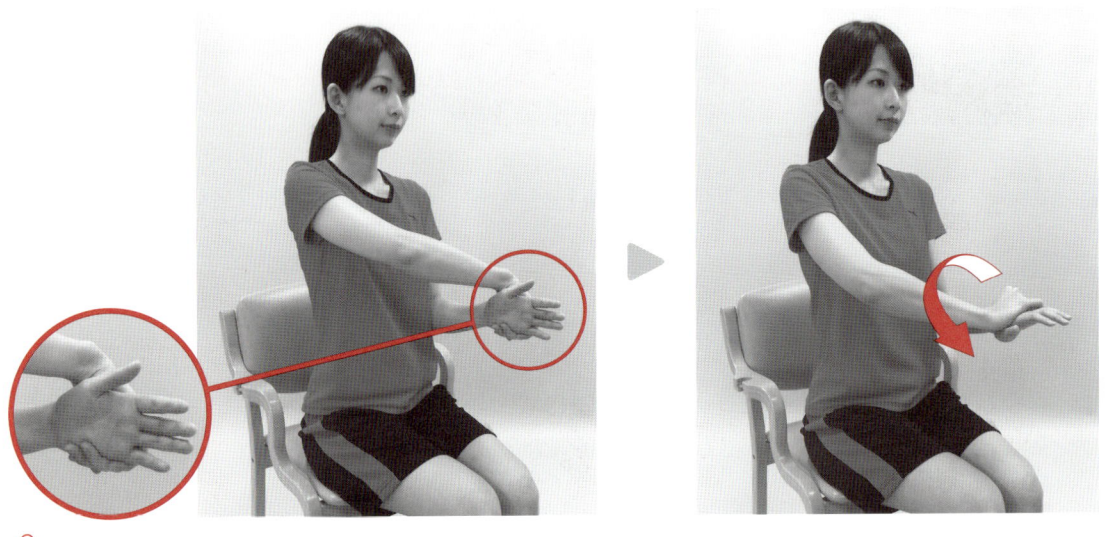

回数 10〜20回程度

【目的】前腕回内の動きを良くします．
【方法】患側の肘を脇に付け，健側の手で患側の手を写真のように持ち，患側の前腕を回内させます．

●手のひらの外回し
●手のひらの内回し　●指の屈曲
●手首のストレッチ　●指の伸展

●手首のストレッチ

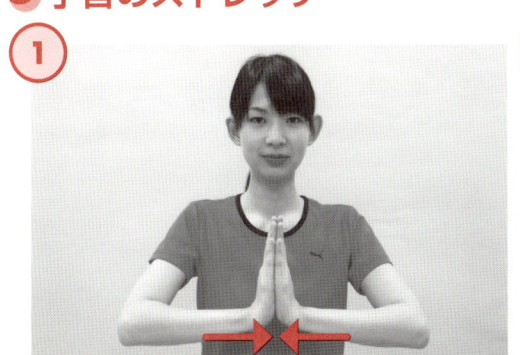

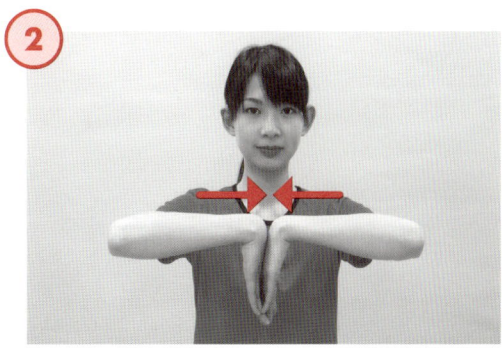

回数 10～20回程度

【目的】手関節の動きを良くします．
【方法】❶胸の前で合掌して，手根部をくっつけたまま肘を張り，手を背屈方向にストレッチします．❷合掌とは反対に，手背部同士をくっつけ，手を掌屈方向にストレッチします．

●指の屈曲

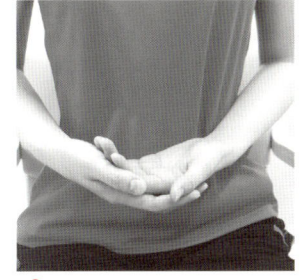

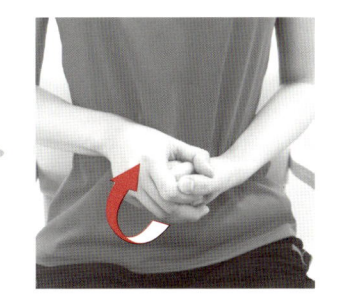

回数 10～20回程度

【目的】指を曲げる動きを良くします．
【方法】健側の手で，患側の指を手背から包み込み，指を曲げます．

●指の伸展

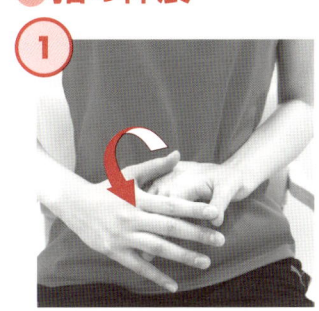

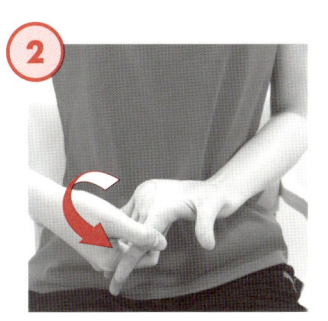

回数 10～20回程度

【目的】指を伸ばす動きを良くします．
【方法】❶健側の手で，患側の指を手掌から伸ばします．❷また，両手の指と指を組ませ，さらに指を伸ばすようにしても良いでしょう．

8 股関節の疾患❶ （大腿骨頸部骨折術後，人工骨頭置換術後，

●膝の曲げ伸ばし

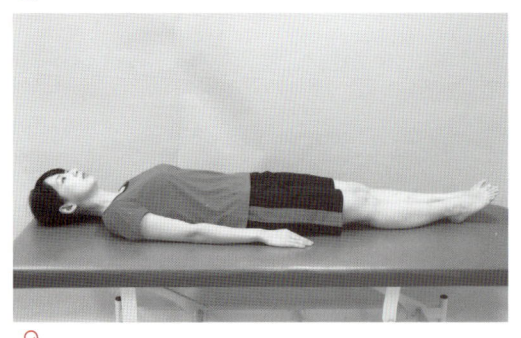

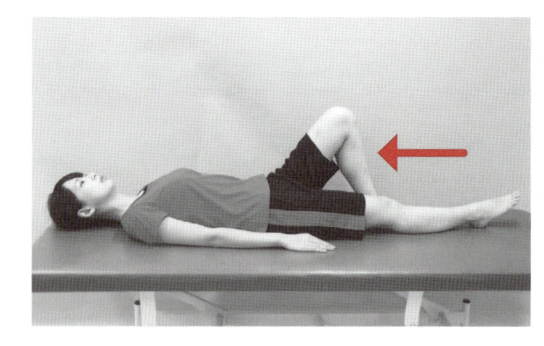

回数 10〜20回程度

【目的】膝関節と股関節の動きを良くします．
【方法】あお向けの状態で，患側の膝の曲げ伸ばしをします．この際，踵が床から離れないよう滑らせて行います．

●股関節の曲げ伸ばし

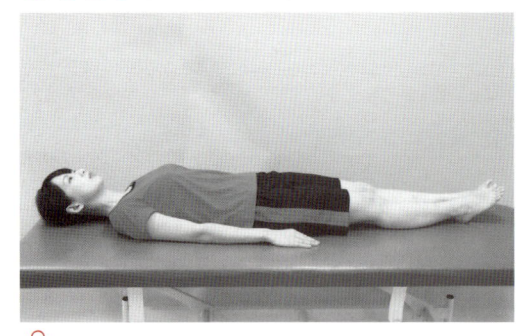

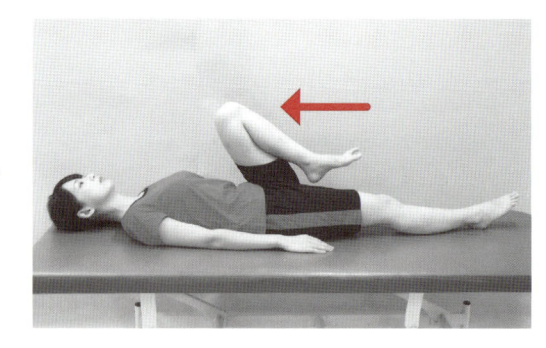

回数 10〜20回程度

【目的】股関節と膝関節の動きを良くします．
【方法】あお向けの状態で，患側の膝を曲げながら膝を胸につけるようにして，股関節を屈曲します．

●太ももの筋力強化（タオルつぶし） ･･････････▶ 用意するもの：**タオル**

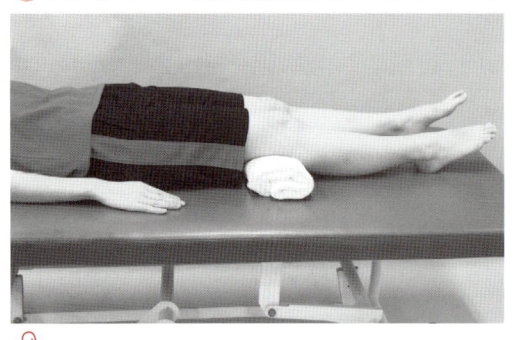

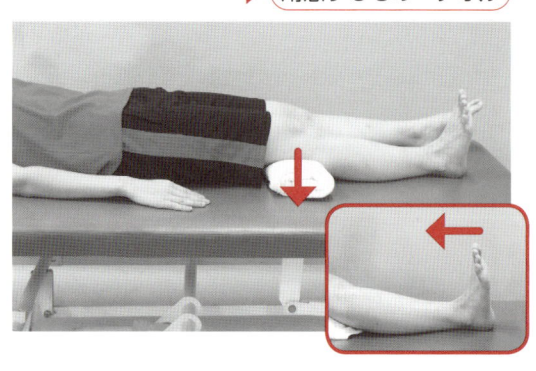

回数 10回程度

【目的】大腿四頭筋を強化します．
【方法】あお向けの状態で，患側の膝の下に丸めたタオルを置き，太ももに力を入れて，5秒程度タオルを押し付けます．この際，足は背屈させて行うと効果的です．

| 変形性股関節症，人工股関節置換術後など | ●膝の曲げ伸ばし　●股関節の曲げ伸ばし　●太ももの筋力強化（タオルつぶし） | ●あお向けで足上げ　●うつ伏せで足上げ　●うつ伏せで膝曲げ |

●あお向けで足上げ

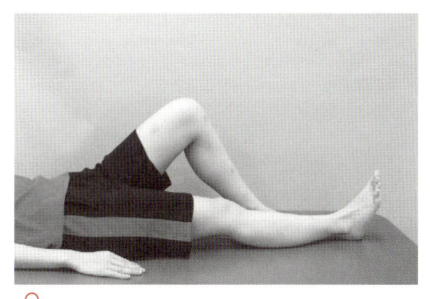

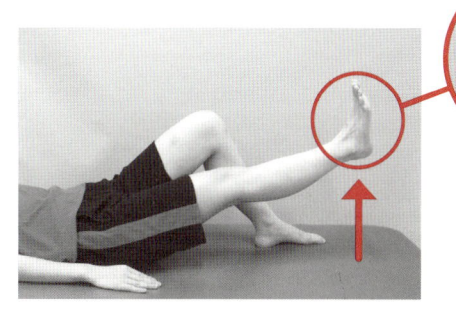

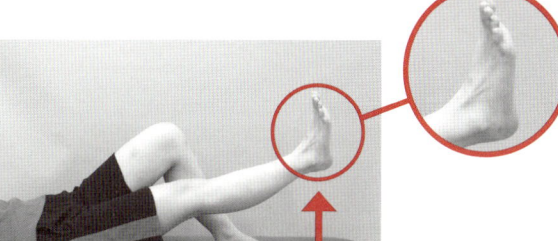

回数 10回程度

【目的】大腿四頭筋を強化します．

【方法】あお向けの状態で，健側の膝を立て，患側の膝を伸ばしたまま，足を床から上げます．20cm程度挙上したら，5秒程度太ももに力をいれたままで足を上げておきます．この際，足は背屈させて行うと効果的です．

●うつ伏せで足上げ

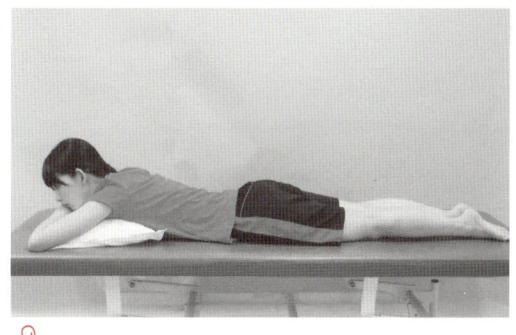

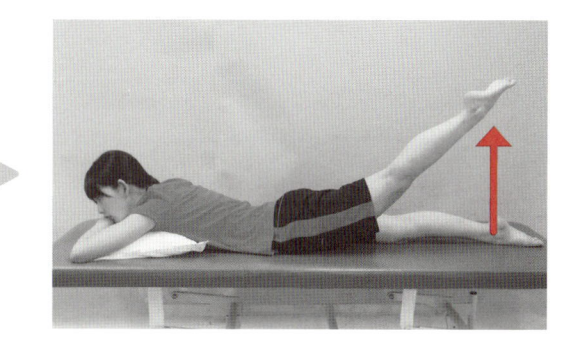

回数 10回程度

【目的】大殿筋を強化します．

【方法】うつ伏せの状態で，患側の膝を伸ばしたまま，足を床から上げ，5秒程度維持します．

●うつ伏せで膝曲げ

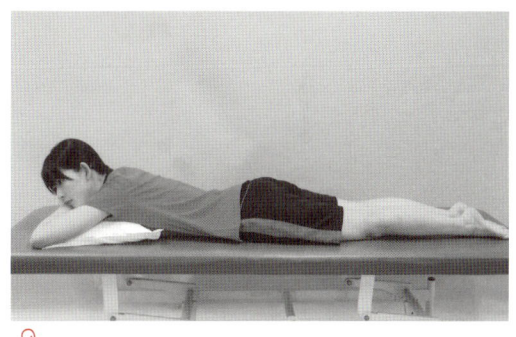

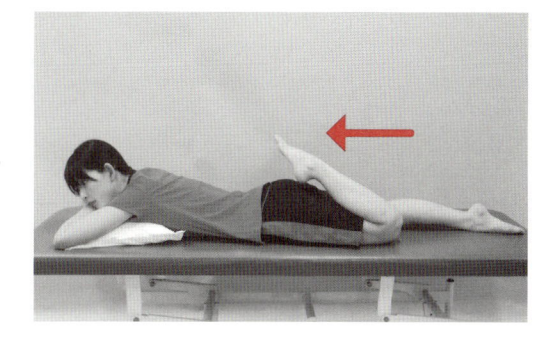

回数 10〜20回程度

【目的】大腿四頭筋をストレッチします．

【方法】うつ伏せの状態で，患側の膝を曲げます．

9 股関節の疾患❷ （大腿骨頸部骨折術後，人工骨頭置換術後，

●ブリッジ（お尻上げ）

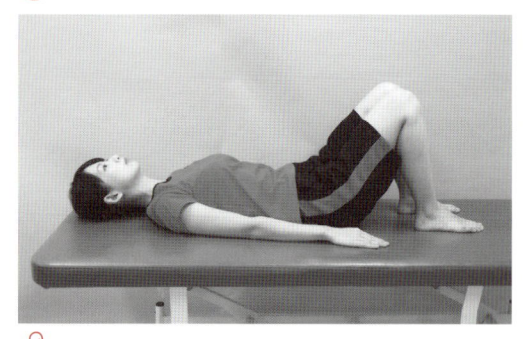

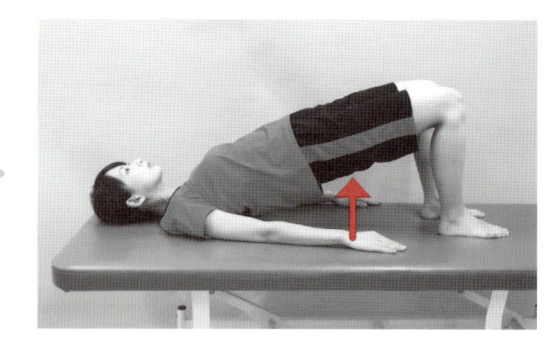

回数 10回程度

【目的】大殿筋を強化します．
【方法】あお向けの状態で，両膝を立てて，お尻と腰を浮かせて，5秒程度維持します．

●横向きでの足上げ

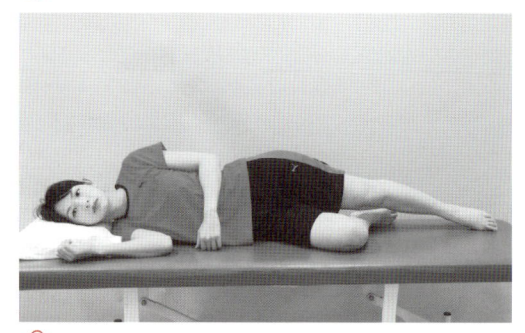

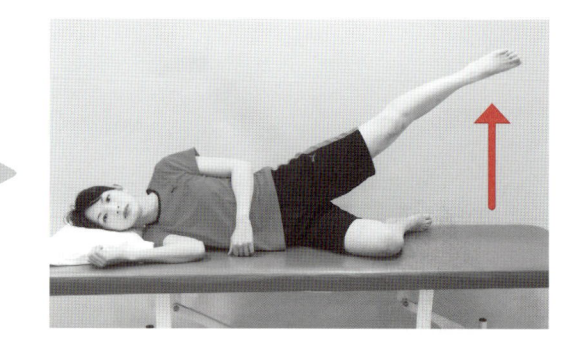

回数 10回程度

【目的】中殿筋を強化します．
【方法】健側下肢を屈曲させて安定させ，患側下肢を上げ，5秒程度維持します．

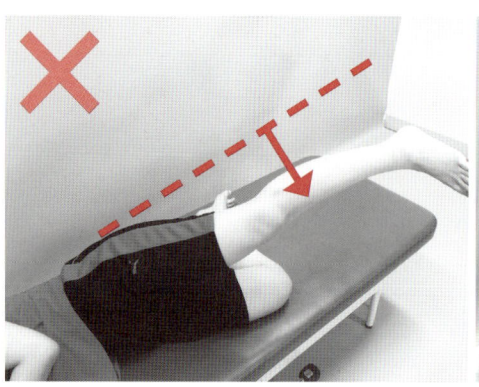

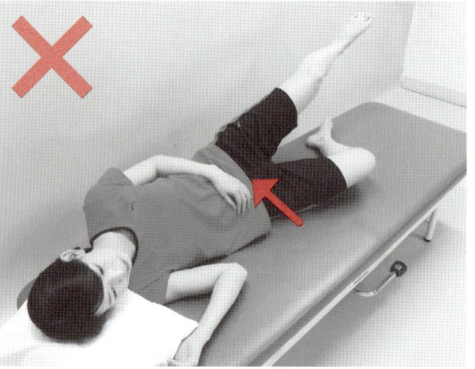

❗代償運動に注意
側臥位での股関節外転運動時は，股関節が屈曲位にならないこと，骨盤が後退していないことに気を付けます．

変形性股関節症，人工股関節置換術後など

- ブリッジ（お尻上げ）
- 横向きでの足上げ
- 太ももの内側の筋力強化（ボールつぶし）
- 膝伸ばし

●太ももの内側の筋力強化（ボールつぶし）　用意するもの：ボール

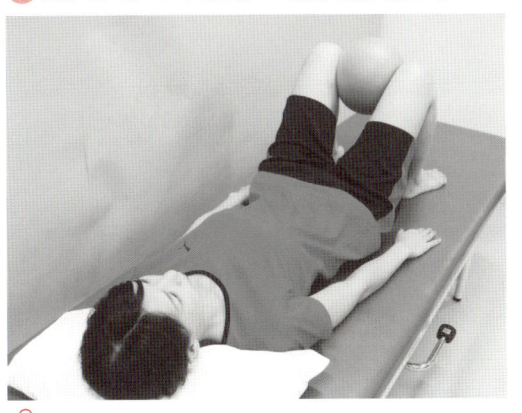

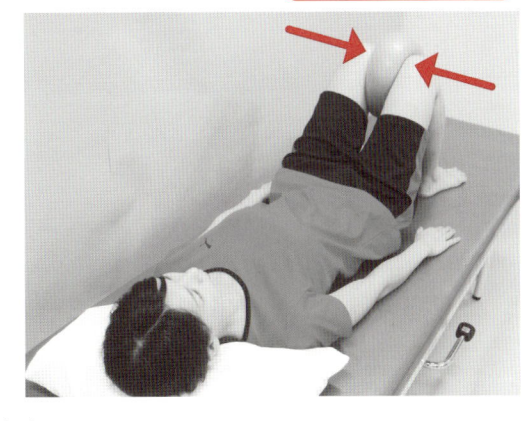

回数 10回程度

【目的】股関節の内転筋群を強化します．
【方法】あお向けの状態で，両膝を立てて，両膝の間にボールを挟み，ボールをつぶすように5秒程度力を入れます．ボールの代わりに枕などを使っても良いです．

●膝伸ばし　用意するもの：重錘バンド，セラバンド

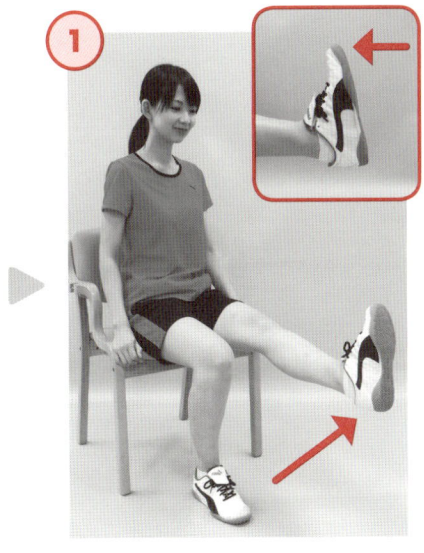

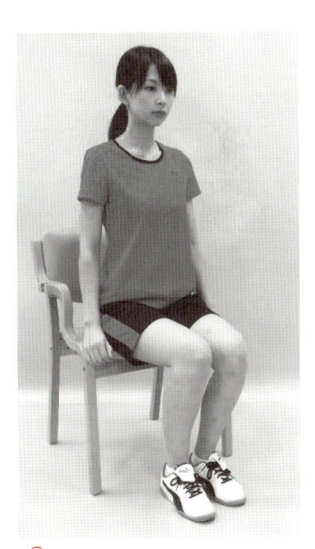

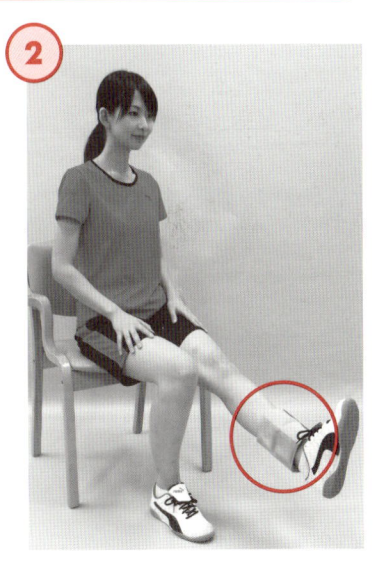

回数 左右 10～20回程度

【目的】大腿四頭筋を強化します．
【方法】椅子に座った状態で，足首を反らしながら，❶踵を持ち上げ膝を伸ばして，太ももに5秒程度力を入れます．負荷を強くする際は，重錘バンド（❷）などの重りやセラバンドなどを利用します．

10 膝関節部の疾患❶（変形性膝関節症，人工膝関節置換術後など）

●膝の曲げ伸ばし

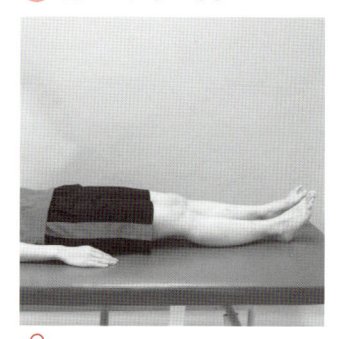

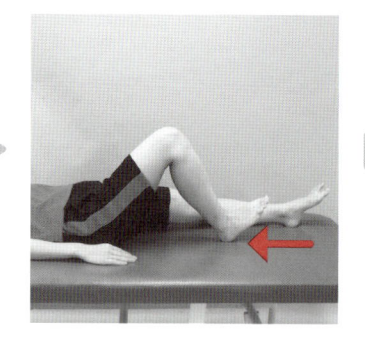

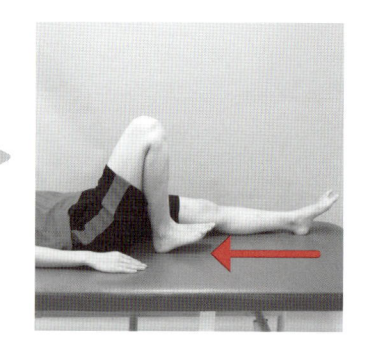

回数　10〜20回程度

【目的】膝関節の動きを良くします．
【方法】あお向けの状態で，患側の膝の曲げ伸ばしをします．この際，踵が床から離れないよう滑らせて行い，最大限まで曲げます．

●太ももの前面のストレッチ　　　　　　用意するもの：タオル

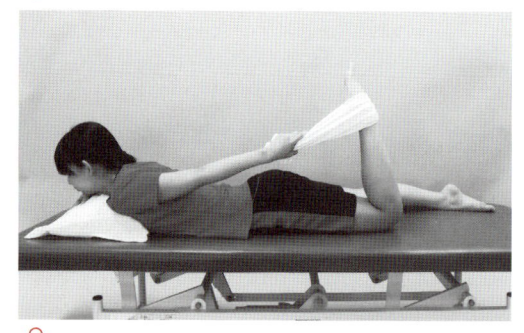

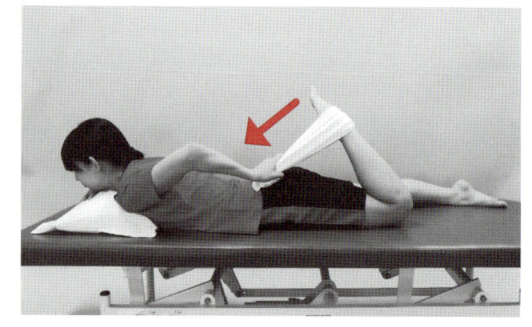

回数　10〜20回程度

【目的】大腿四頭筋をストレッチします．
【方法】うつ伏せの状態で，患側の足首にタオルを巻き，そのタオルを手で引っ張って膝を曲げます．

● 膝の曲げ伸ばし
● 太ももの前面のストレッチ　　● あお向けで足上げ
● 太ももの筋力強化（タオルつぶし）　● レッグカール

● 太ももの筋力強化（タオルつぶし） ▶ 用意するもの：タオル

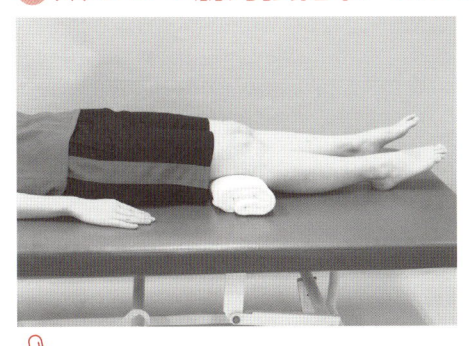

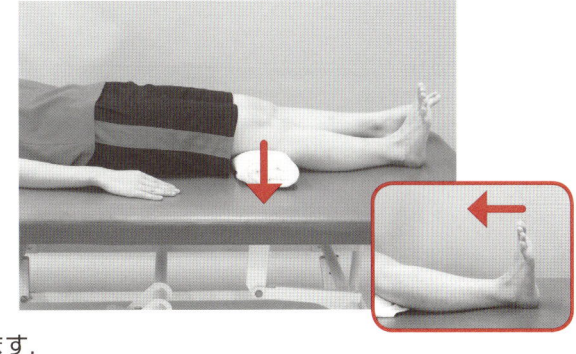

回数 10回程度

【目的】大腿四頭筋を強化します．
【方法】あお向けの状態で，患側の膝の下に丸めたタオルを置き，太ももに力を入れて，5秒程度タオルを押し付けます．この際，足は背屈させて行うと効果的です．

● あお向けで足上げ

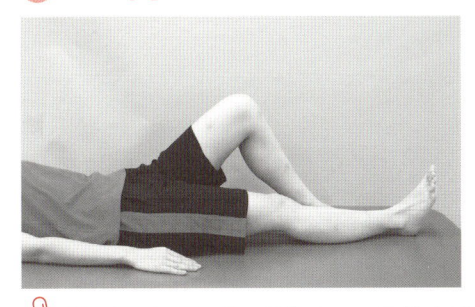

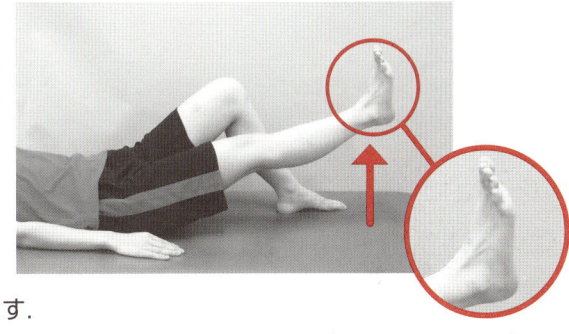

回数 10回程度

【目的】大腿四頭筋を強化します．
【方法】あお向けの状態で，健側の膝を立て，患側の膝を伸ばしたまま，足を床から上げます．20cm程度挙上したら，5秒程度太ももに力をいれたままで足を上げておきます．この際，足は背屈させて行うと効果的です．

● レッグカール ▶ 用意するもの：セラバンド

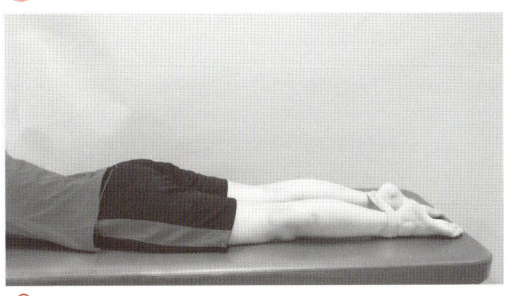

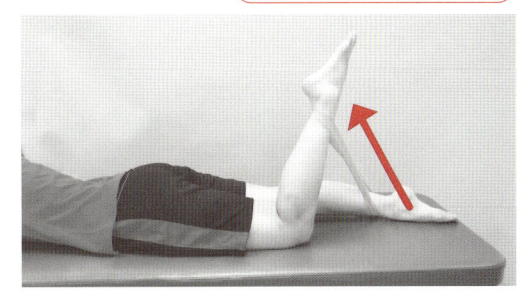

回数 10回程度

【目的】ハムストリングスを強化します．
【方法】セラバンドを輪にして足に掛け，うつ伏せになり，健側の脚は伸ばしたままで，患側の膝を曲げてセラバンドを足で引き，5秒程度太ももの後に力を入れます．

©医歯薬出版

11 膝関節部の疾患❷（変形性膝関節症，人工膝関節置換術後など）

● 横向きでの足上げ

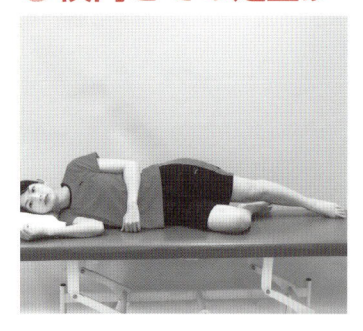

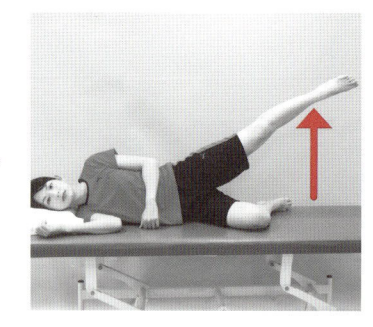

回数 **10回程度**

【目的】中殿筋を強化します．
【方法】健側下肢を屈曲させて安定させ，患側下肢を上げ，5秒程度維持します．

● 太ももの内側の筋力強化（ボールつぶし） ……▶ 用意するもの：ボール

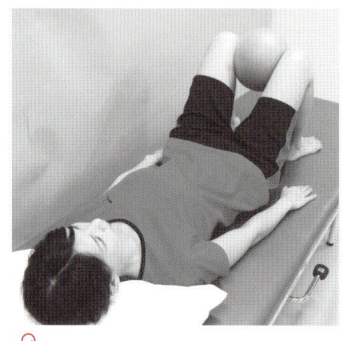

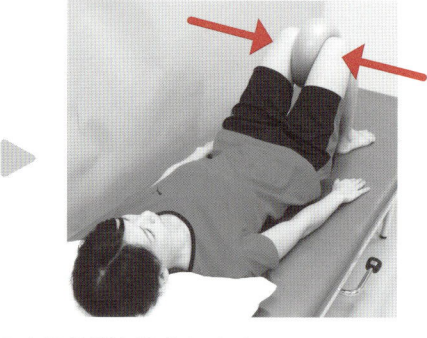

回数 **10回程度**

【目的】股関節の内転筋群を強化します．
【方法】あお向けの状態で，両膝を立てて，両膝の間にボールを挟み，ボールをつぶすように5秒程度力を入れます．ボールの代わりに枕などを使っても良いです．

● 膝伸ばし ……▶ 用意するもの：重錘バンド

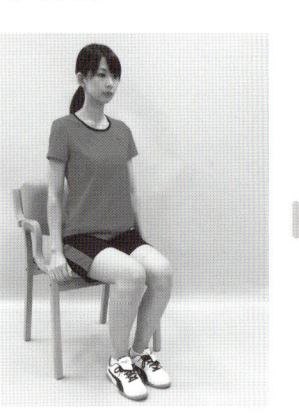

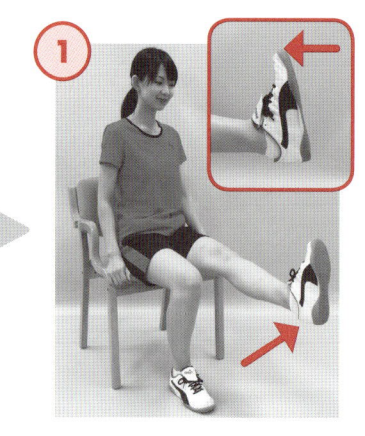

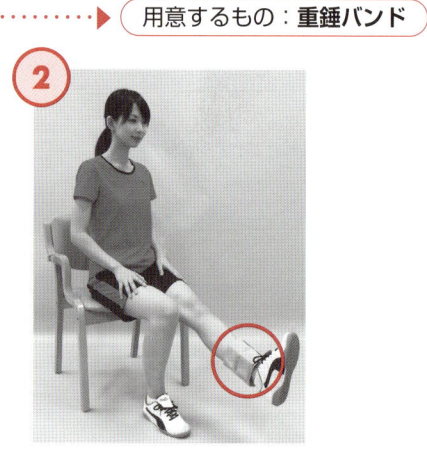

回数 左右 **10～20回程度**

【目的】大腿四頭筋を強化します．
【方法】椅子に座った状態で，足首を反らしながら，❶踵を持ち上げ膝を伸ばして，5秒程度太ももに力を入れます．負荷を強くする際は，重錘バンド（❷）などの重りを利用します．

- 横向きでの足上げ
- 太ももの内側の筋力強化（ボールつぶし）
- 膝伸ばし
- 太もも裏のストレッチ
- ふくらはぎのストレッチ

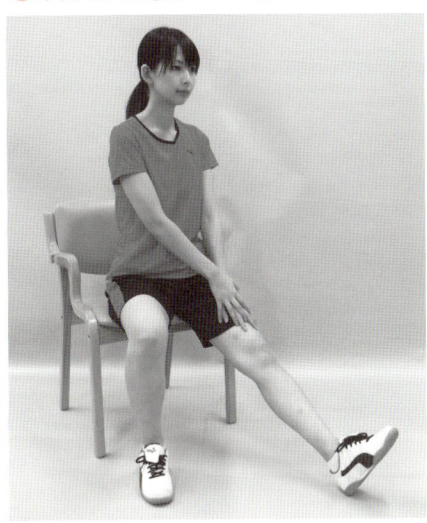

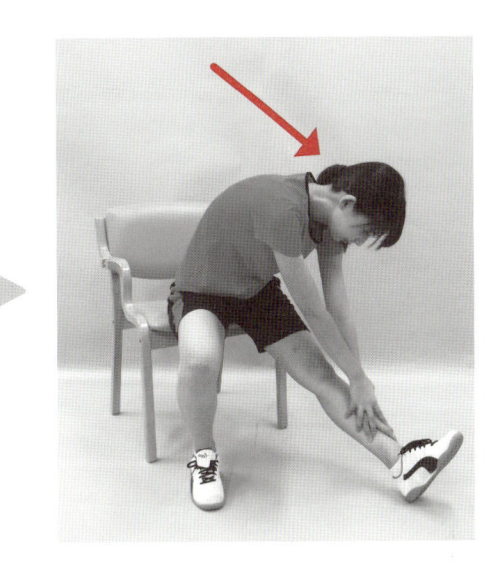

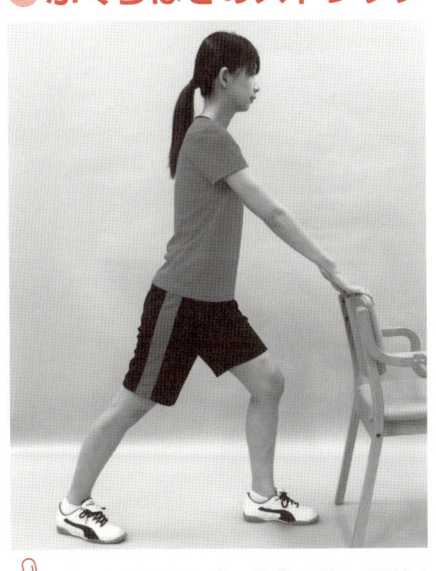

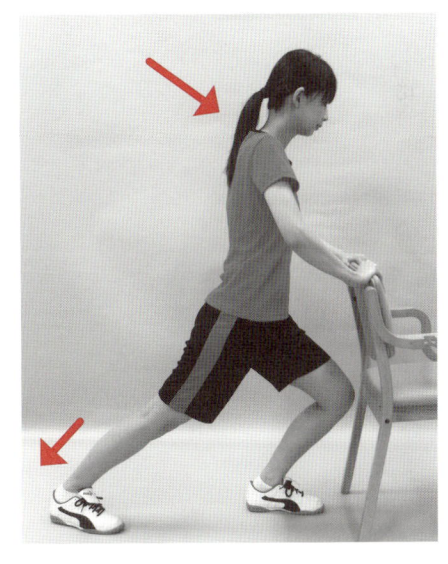

●太もも裏のストレッチ

回数 10〜20回程度

【目的】ハムストリングスをストレッチします．
【方法】椅子に浅く座り，患側の脚の膝を伸ばして踵を床に付け，背すじを伸ばして，上半身を前方に倒します．

●ふくらはぎのストレッチ

回数 10〜20回程度

【目的】下腿三頭筋をストレッチします．
【方法】患側の脚を後ろに位置させた立位から，前方の脚の膝を曲げ，後ろにある足の踵を床から離さず床に押す感じで，ふくらはぎを意識してストレッチします．

12 足膝関節部の疾患（足関節の骨折など）

● 足首の運動

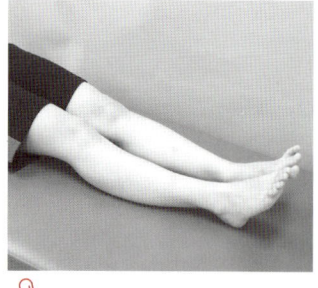

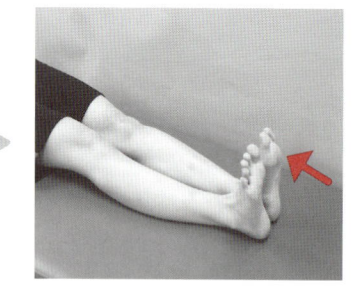

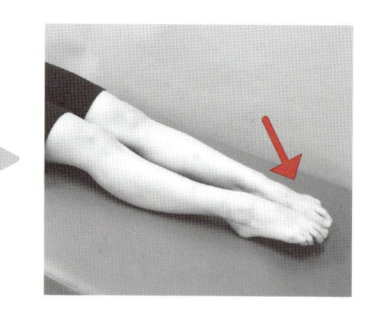

| 回数 | 10〜20回程度 |

【目的】足関節の動きを良くします．
【方法】つま先を上げるようにして足関節を反らし，次につま先を下げるようにして足関節を伸ばします．

● つま先上げ・つま先立ち

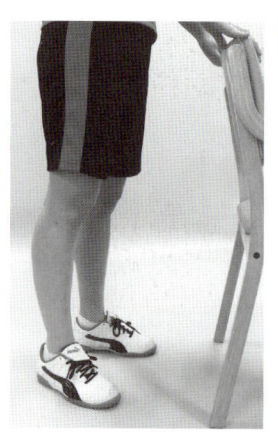

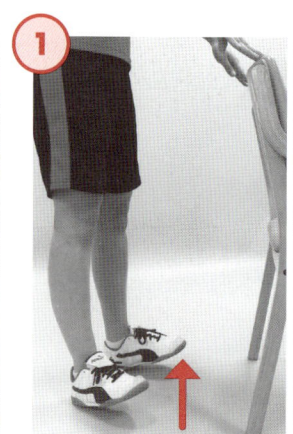

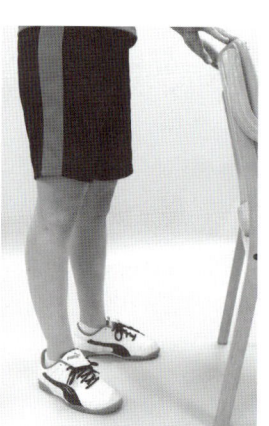

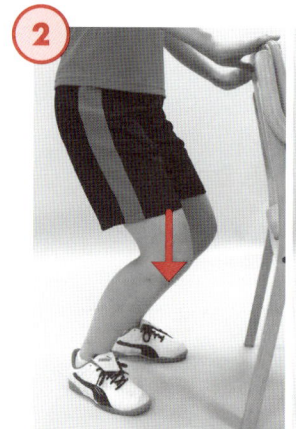

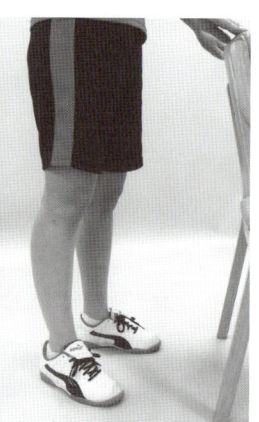

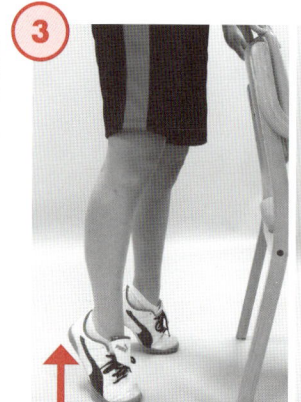

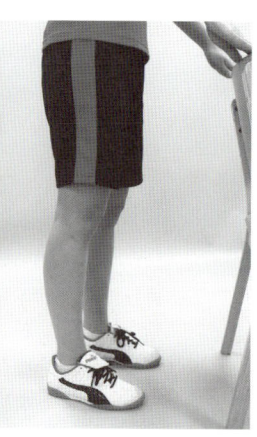

| 回数 | 10〜20回程度 |

【目的】足関節の動きをスムースにし，筋力をつけます．
【方法】両足を平行にした立位から，❶つま先を上げて元に戻り，❷次に踵を床から離さずに膝を曲げて元に戻り，❸最後につま先立ちをして元に戻ります．

●足首の運動　　　　●段の踏み返し
●つま先上げ・つま先立ち　●ふくらはぎのストレッチ

●段の踏み返し

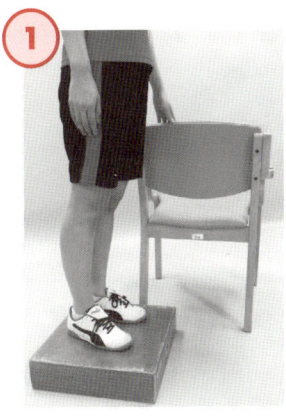

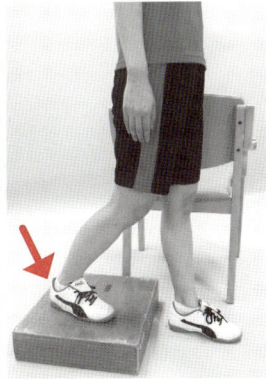

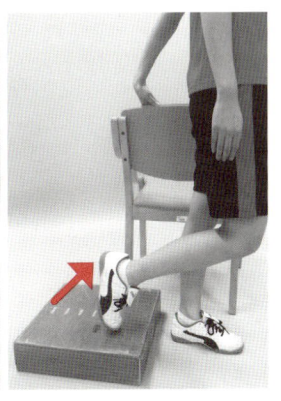

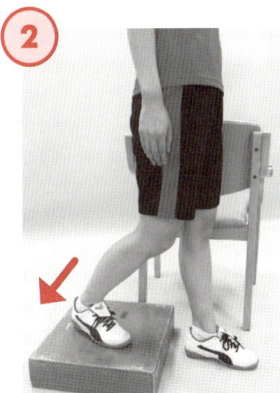

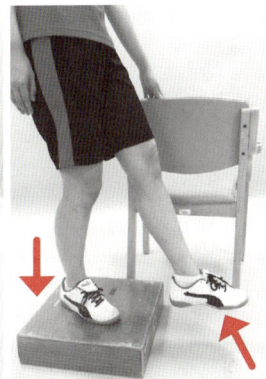

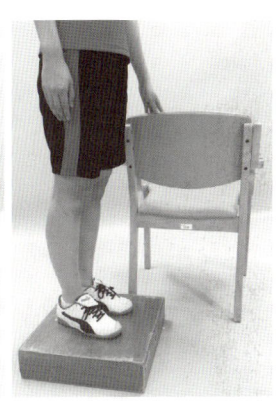

回数 **10～20** 回程度

【目的】足関節の動きを良くし，階段降りをスムースにします．
【方法】❶段(本などを利用しても良い)に両足を平行にして立ち，健側を降ろしながら患側の足で蹴るようにして，健側の足を床につけます．❷次に患側の足で支えながら，健側の足を元の段に上げます．段は低いものから徐々に高くしていきます．

●ふくらはぎのストレッチ

回数 **10～20** 回程度

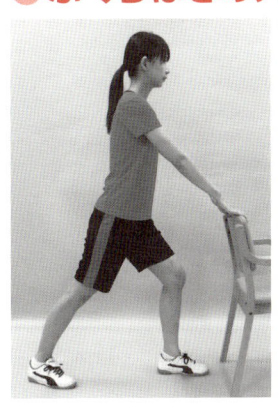

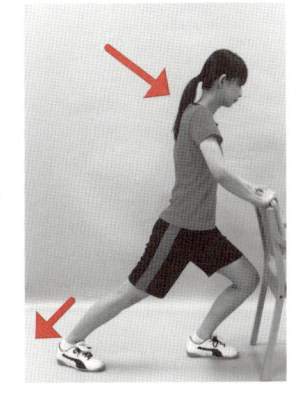

【目的】下腿三頭筋をストレッチします．
【方法】患側の脚を後ろに位置させた立位から，前方の脚の膝を曲げ，後ろにある足の踵を床から離さず床に押す感じで，ふくらはぎを意識してストレッチします．

13 骨粗鬆症体操

●背筋強化

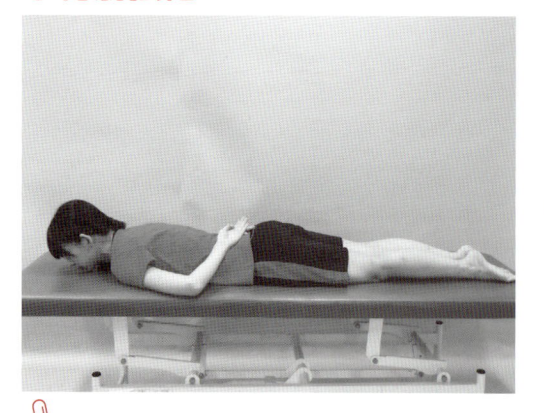

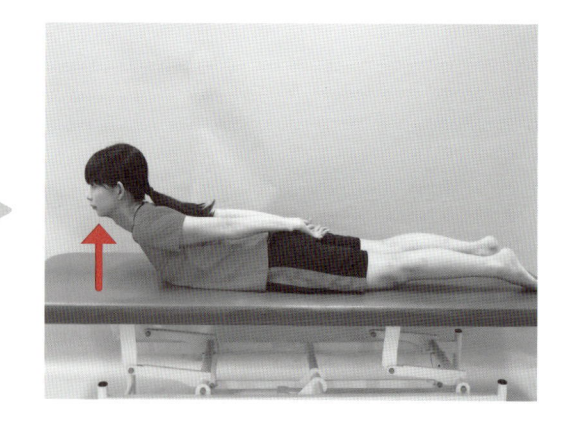

| 回数 | 10回程度 |

【目的】脊柱起立筋を強化します．
【方法】うつ伏せの状態から，両手を腰の後ろで組み，頭を上げて，上半身を起こし，5秒程度止めておきます．

●四つ這いでの一側の上下肢挙上

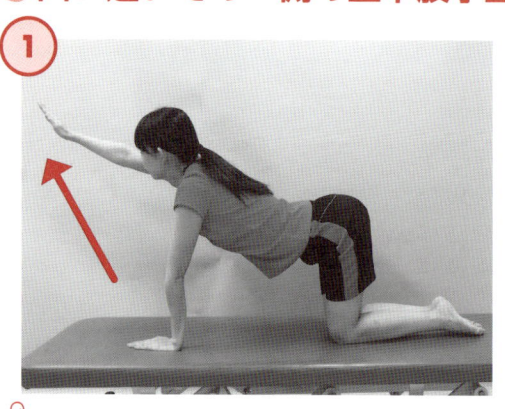

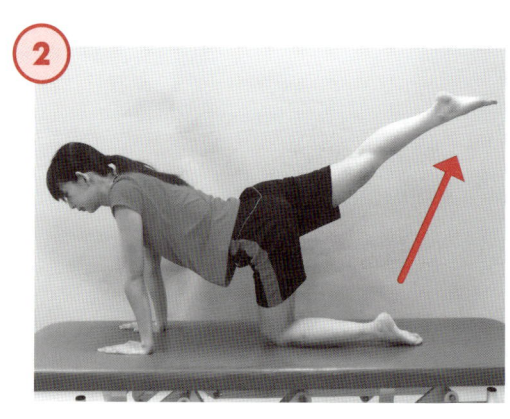

| 回数 | 上肢，下肢とも左右それぞれ 10～20回程度 |

【目的】上肢の伸展筋，下肢の伸展筋，背筋を鍛えます．
【方法】四つ這い位の状態から，❶肘を伸ばしたままで片手を挙上します．
❷同様に膝を伸ばして片脚を挙上します．

●四つ這いでの一側上肢・反対側下肢挙上と一側上肢・同側下肢挙上

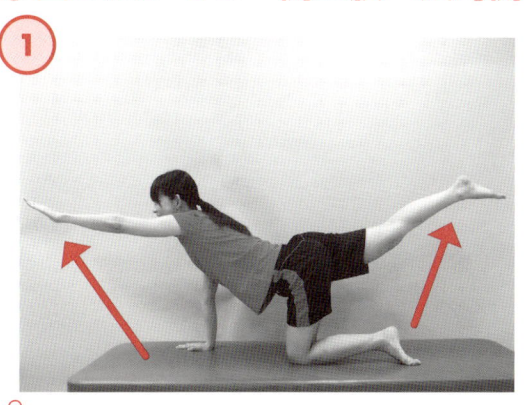

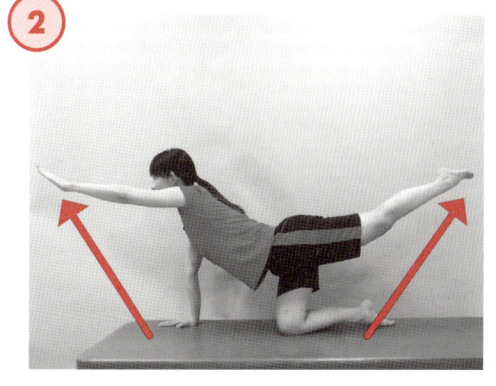

回数 それぞれ **10回程度**

【目的】上肢の伸展筋，下肢の伸展筋，背筋を鍛えます．
【方法】四つ這い位の状態から，❶一側上肢と反対側下肢を挙上します．❷同様に一側上肢と同側下肢を挙上します．上肢の挙上では肘を伸ばし，下肢の挙上では膝を伸ばして行います．

●つま先外開き立ち

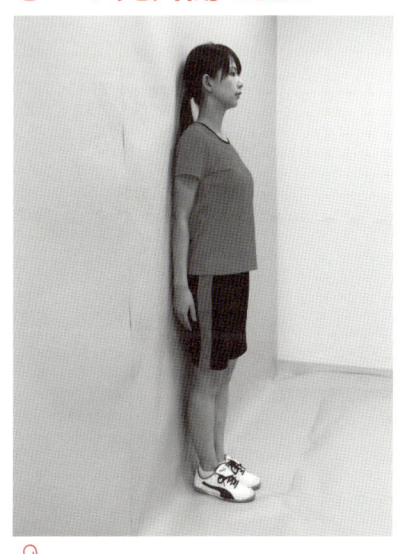

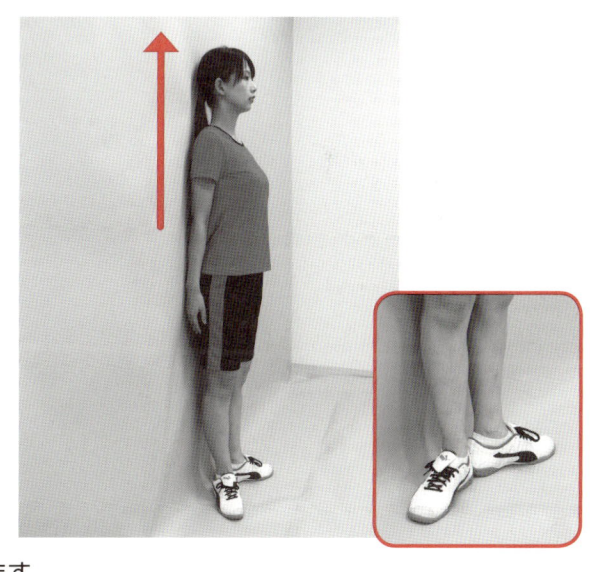

回数 **10回程度**

【目的】脊柱を伸展させます．
【方法】壁を背にして立位をとり，つま先を外開きにして，背筋に力を入れて背すじを伸ばします．

14 リウマチ体操（上肢の運動）

● 腕の前上げ

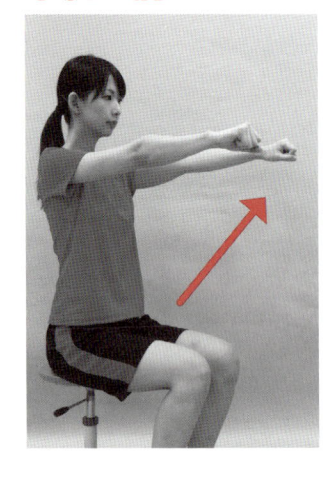

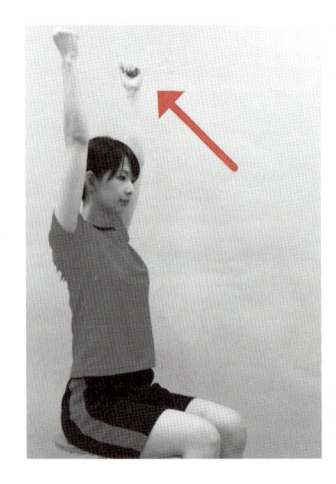

回数　10〜20回程度

【目的】肩関節の動きを良くします．
【方法】肘を伸ばしたまま腕を前方から頭上に上げます．

● 腕の横上げ

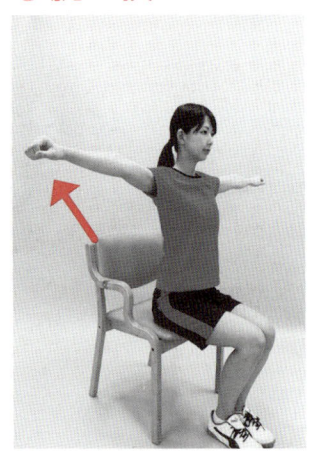

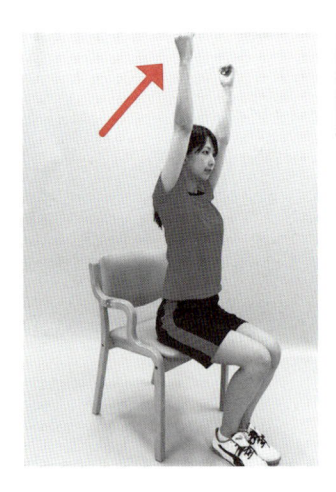

回数　10〜20回程度

【目的】肩関節の動きを良くします．
【方法】肘を伸ばしたまま腕を側方から頭上に上げます．

● 肘の曲げ伸ばし

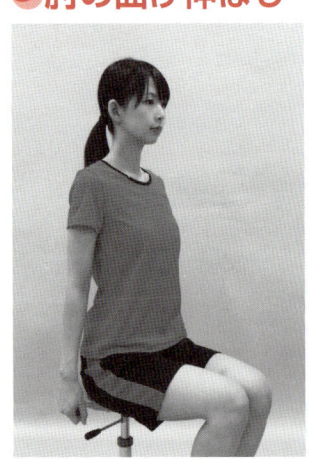

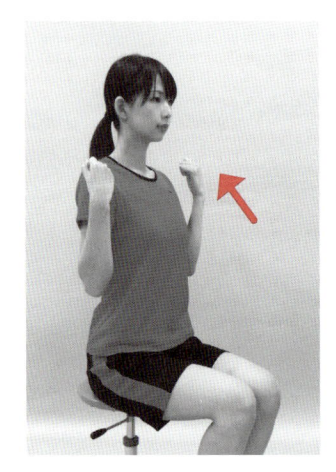

回数　10〜20回程度

【目的】肘関節の動きを良くします．
【方法】両腕を体側に付け，肘を曲げたり伸ばしたりします．

●腕の前上げ	●手のひらの内回し・外回し
●腕の横上げ	●手首の運動
●肘の曲げ伸ばし	●指の運動

●手のひらの内回し・外回し

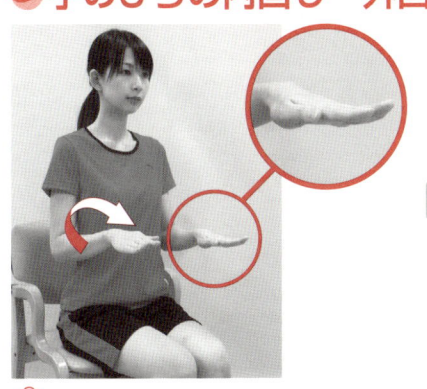

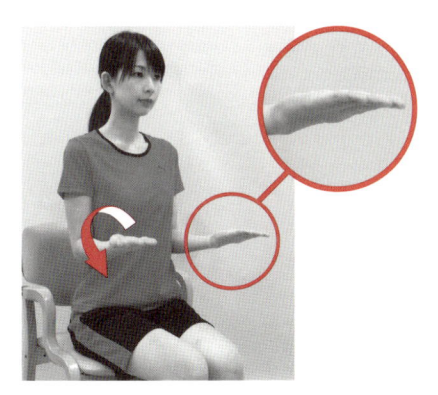

回数 10〜20回程度

【目的】前腕回内外の動きを良くします．
【方法】肘を脇に付け，手のひらを内回ししたり，外回ししたりします．

●手首の運動

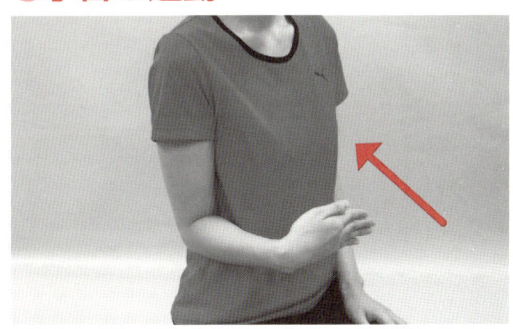

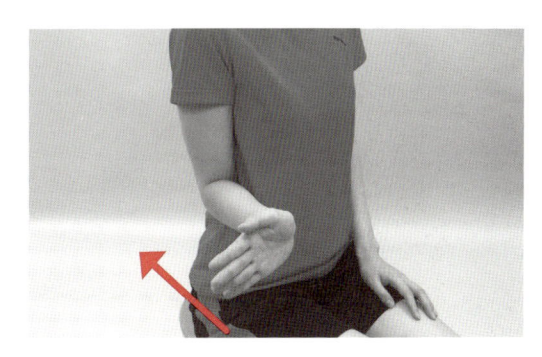

回数 10〜20回程度

【目的】手関節の動きを良くします．
【方法】肘を脇に付け，手首を内側に曲げたり，外側に曲げたりします．

●指の運動

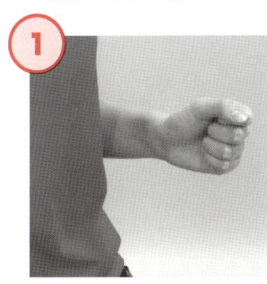

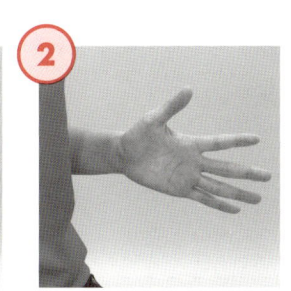

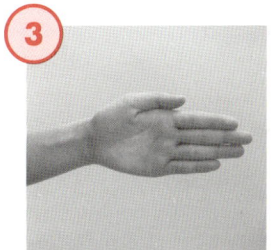

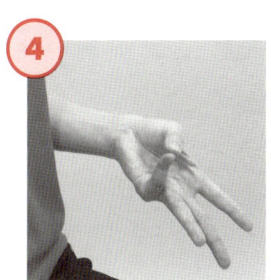

① ② ③ ④

回数 10回程度

【目的】指の動きを良くします．
【方法】肘を脇に付け，指を❶握る，❷開く，❸閉じる，❹親指と小指をつける運動をします．

15 リウマチ体操（下肢の運動）

●太ももの筋力強化（タオルつぶし）　用意するもの：タオル

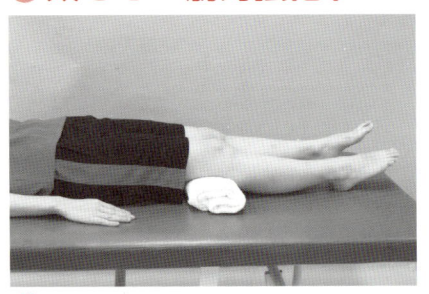

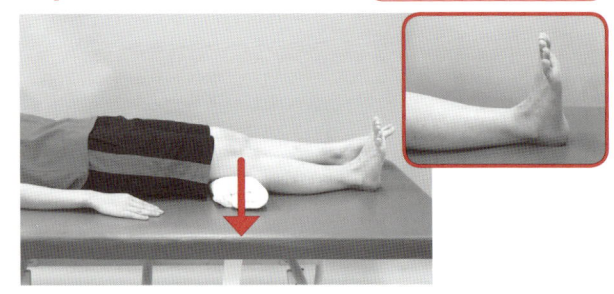

回数 10回程度

【目的】大腿四頭筋を強化します．
【方法】あお向けの状態で，患側の膝の下に丸めたタオルを置き，太ももに力を入れて，5秒程度タオルを押し付けます．この際，足は背屈させて行うと効果的です．

●あお向けで足上げ

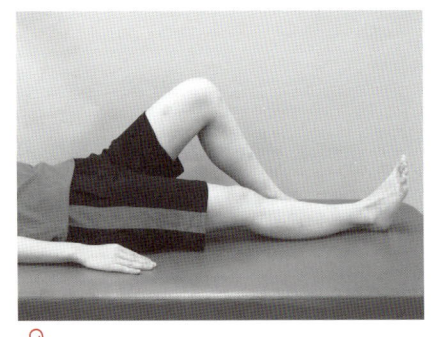

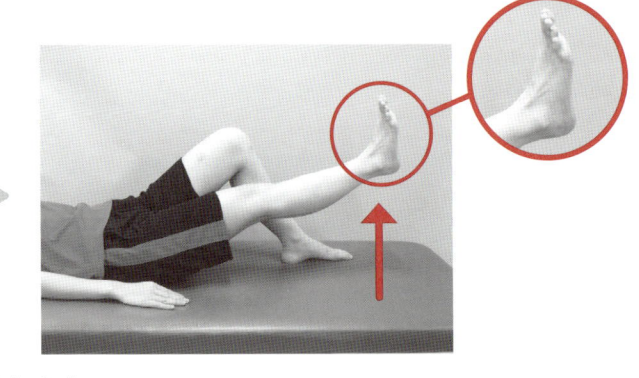

回数 10回程度

【目的】大腿四頭筋を強化します．
【方法】あお向けの状態で，健側の膝を立て，患側の膝を伸ばしたまま，足を床から上げます．20cm程度挙上したら，5秒程度太ももに力をいれたままで足を上げておきます．この際，足は背屈させて行うと効果的です．

●ブリッジ（お尻上げ）

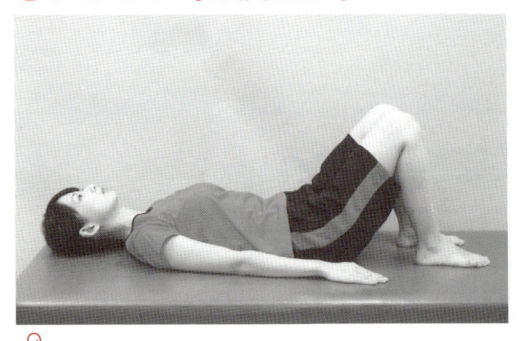

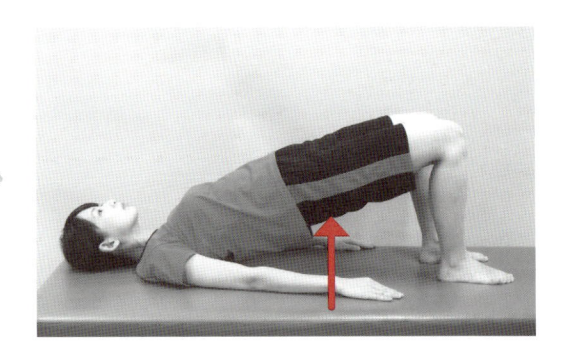

回数 10回程度

【目的】大殿筋を強化します．
【方法】あお向けの状態で，両膝を立てて，お尻と腰を浮かせて，5秒程度維持します．

●太ももの筋力強化（タオルつぶし）　●脚の横開き
●あお向けで足上げ　●膝の曲げ伸ばし
●ブリッジ（お尻上げ）　●足首の運動

●脚の横開き

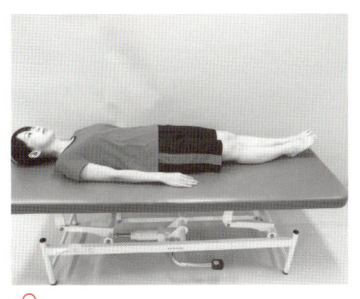

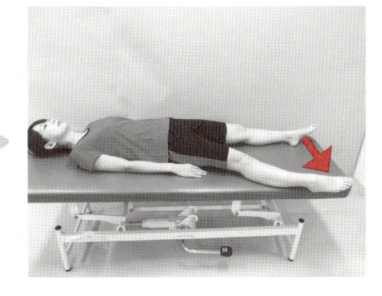

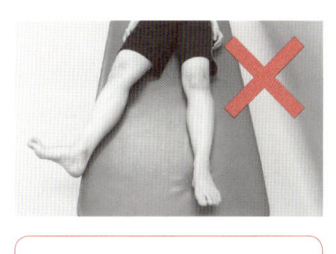

回数 10～20回程度

【目的】股関節外転の動きを良くします．
【方法】あお向けの状態で，患側の脚を横に開きます．

❗代償運動に注意
股関節外転運動時は外旋位にならないように，つま先がまっすぐ上を向いたままで運動します．

●膝の曲げ伸ばし

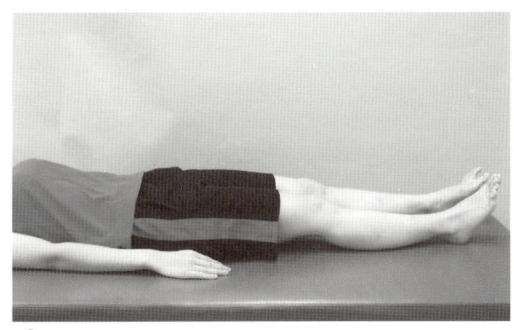

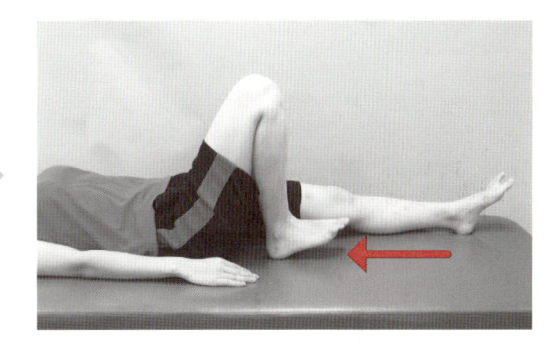

回数 10～20回程度

【目的】膝関節の動きを良くします．
【方法】あお向けの状態で，患側の膝の曲げ伸ばしをします．この際，踵が床から離れないよう滑らせて行い，最大限まで曲げます．

●足首の運動

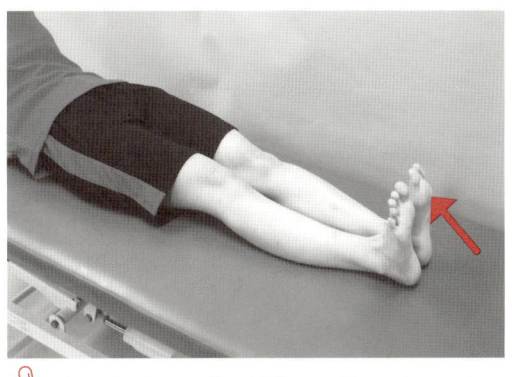

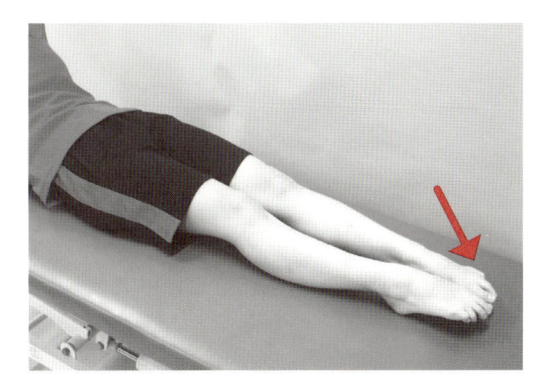

回数 10～20回程度

【目的】足関節の動きを良くします．
【方法】つま先を上げるようにして足関節を反らし，次につま先を下げるようにして足関節を伸ばします．

©医歯薬出版

16 脳卒中体操❶

●あお向けでの両腕の上げ下げ

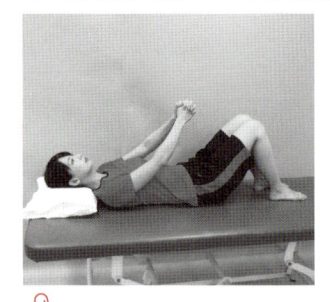

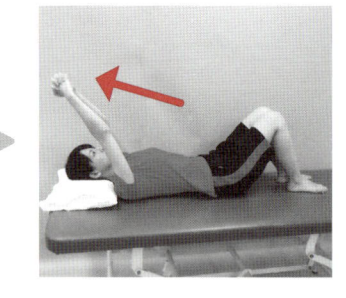

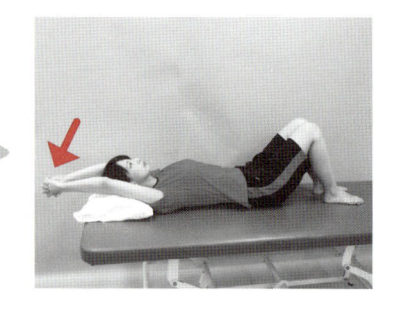

回数 10回程度

【目的】肩関節の動きを良くします．
【方法】あお向けの状態で，両手を組んで，肘を伸ばしたまま腕を頭上に上げます．

●ブリッジ（お尻上げ）

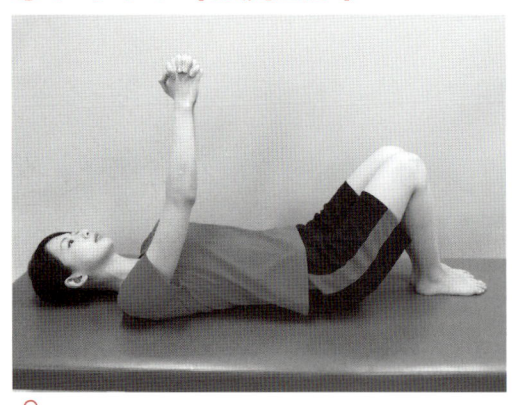

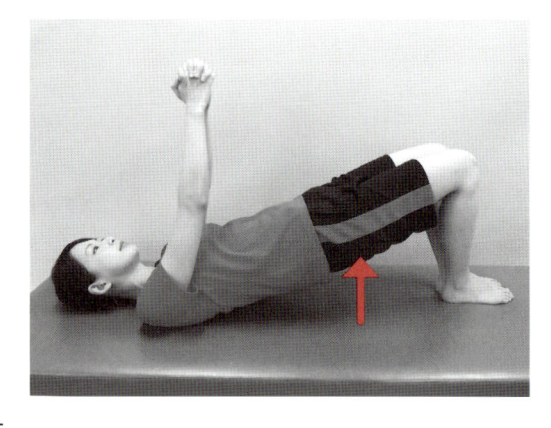

回数 10回程度

【目的】大殿筋の働きを良くします．
【方法】あお向けの状態で，両手を組んで胸の前に伸ばし，両膝を立てて，お尻を浮かせて，5秒程度維持します．

●あお向けでの両腕の上げ下げ　●あお向けでの体幹の回旋
●ブリッジ（お尻上げ）　●座位での体幹の回旋

●あお向けでの体幹の回旋

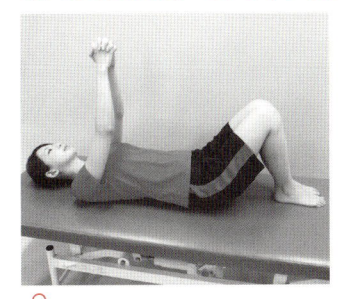

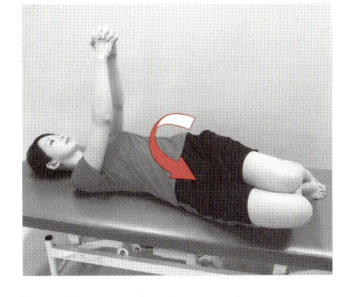

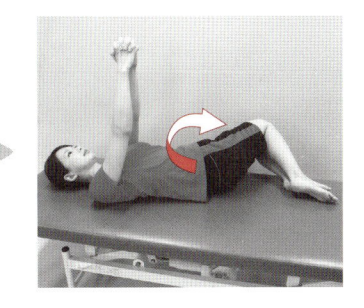

回数　10回程度

【目的】体幹の回旋の動きを良くします．
【方法】あお向けの状態で両手を組んで胸の前に伸ばし，両膝を立てた状態から，両脚を左右に交互に倒します．

●座位での体幹の回旋

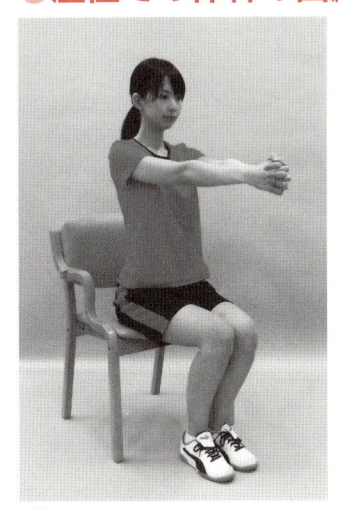

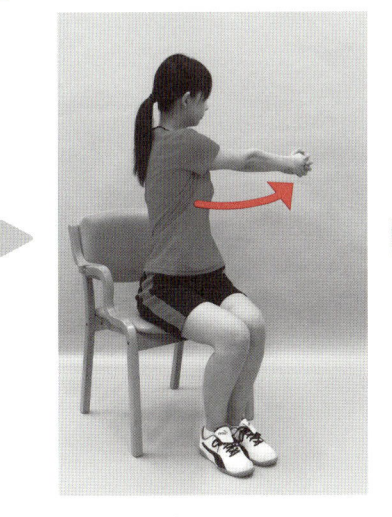

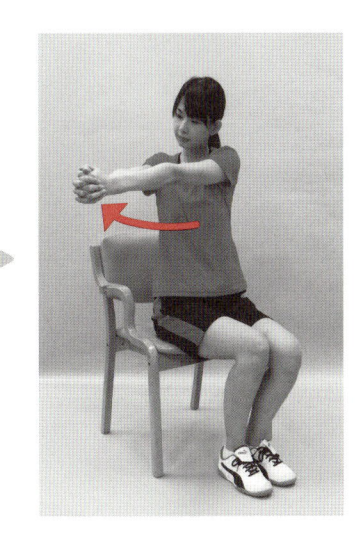

回数　10回程度

【目的】体幹の回旋の動きを良くします．
【方法】椅子に座った状態で，両手を組んで胸の前に伸ばした状態から，両手を左右に回し体幹を回旋します．

©医歯薬出版

17 脳卒中体操❷

●座位での骨盤の左右傾斜

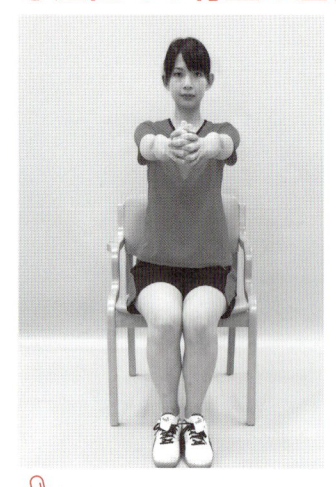

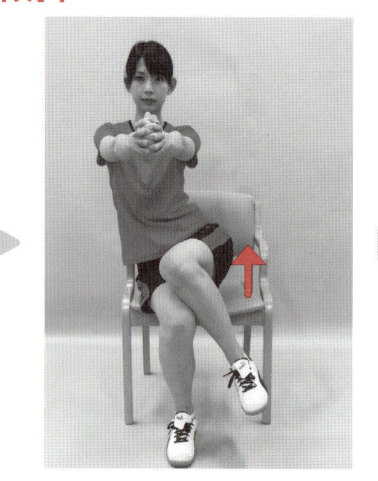

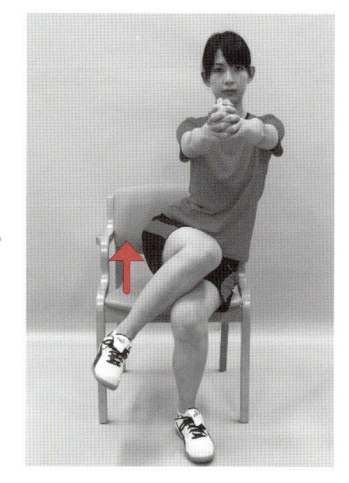

回数 10〜20回程度

【目的】骨盤を左右に傾斜させ,重心を左右に移動させます.
【方法】椅子に座り,両手を組んで胸の前に伸ばした状態で,左のお尻を椅子から浮かせ左の骨盤を上に上げ重心を右に移動し,次に右のお尻を椅子から浮かせて右の骨盤を上に上げ重心を左に移動します.

●座位からの体幹屈曲

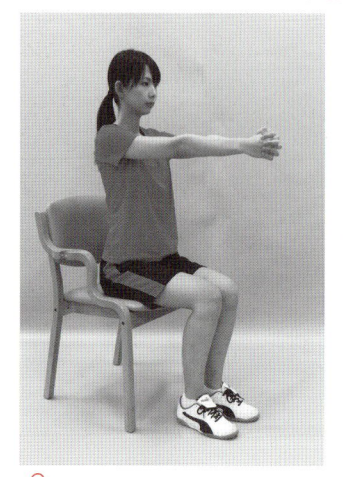

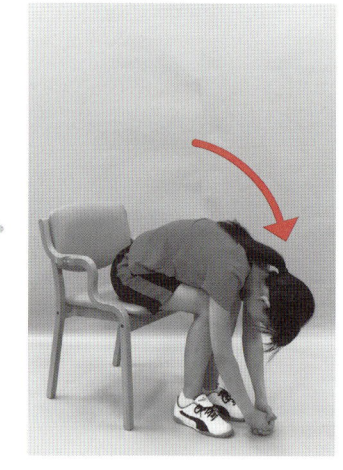

回数 10回程度

【目的】体幹を屈曲させ,重心を前方に移動させます.
【方法】椅子に座り,両手を組んで胸の前に伸ばした状態から,体幹を前に倒し両手を床につけるようにしてから,再び元の姿勢に戻ります.

●座位での骨盤の左右傾斜
●座位からの体幹屈曲
●座位からの立ち上がり

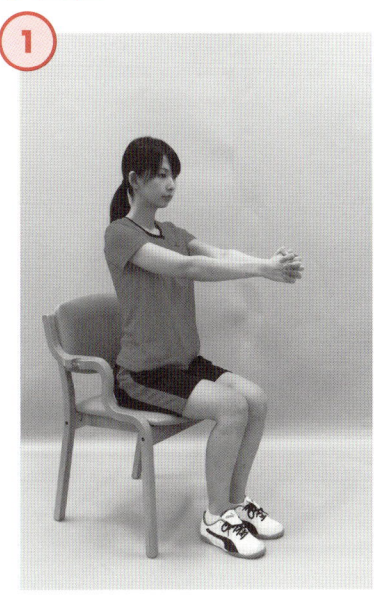

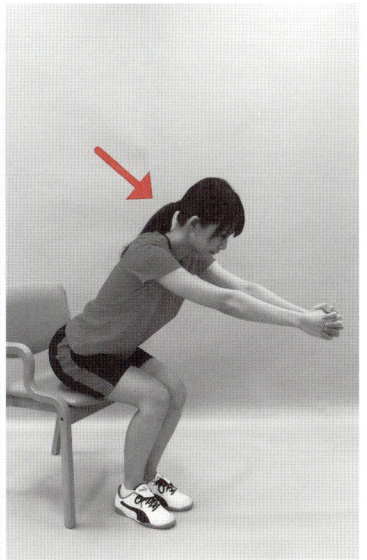

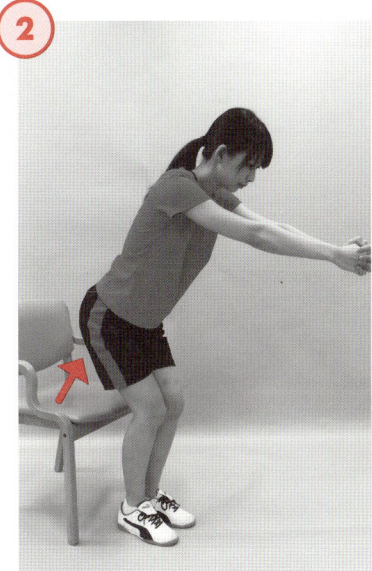

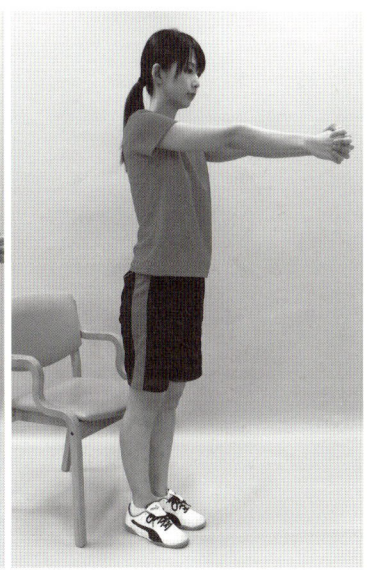

●座位からの立ち上がり

①

②

| 回数 | 10回程度 |

【目的】体幹を屈曲させ，立ち上がります．
【方法】❶椅子に座り，両手を組んで胸の前に伸ばした状態から，体幹を屈曲して重心を前方に移動し，❷立ち上がります．立ち上がってから，体を前に倒しながら，椅子に座り，元の姿勢に戻ります．

18 パーキンソン体操❶

●ブリッジ（お尻上げ）

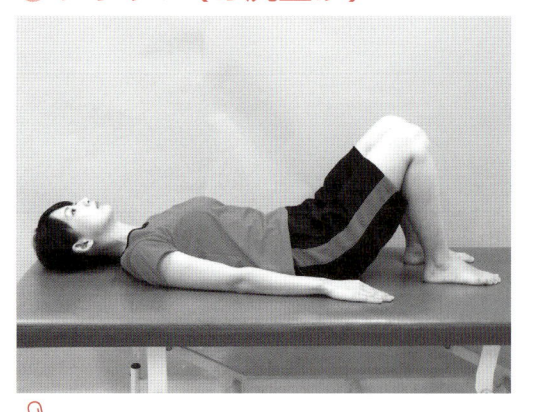

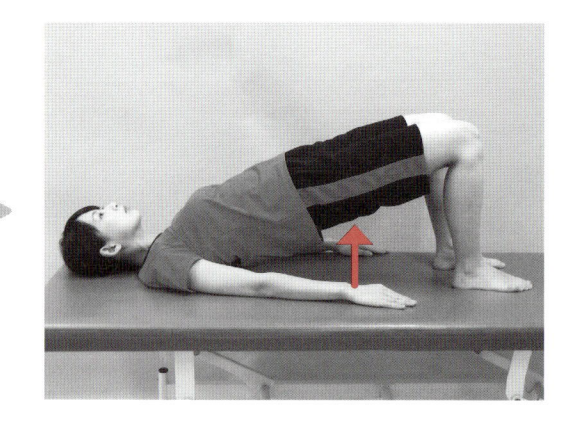

回数 10回程度

【目的】大殿筋を強化します．
【方法】あお向けの状態で，両膝を立てて，お尻と腰を浮かせて，5秒程度維持します．

●腰ひねり

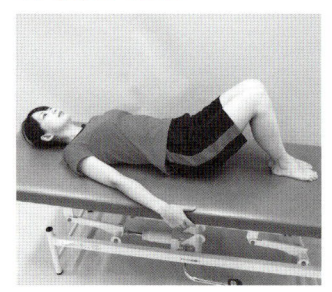

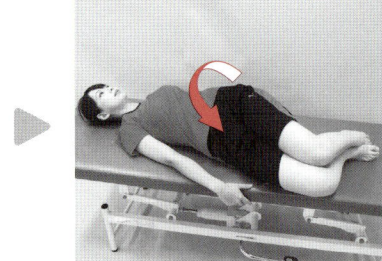

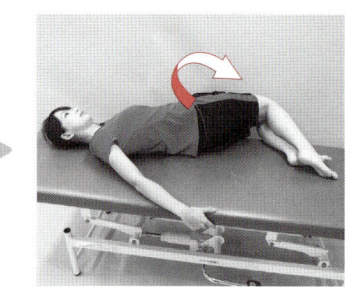

回数 10回程度

【目的】体幹の可動性を改善します．
【方法】あお向けの状態で，両膝を立てた状態から，両脚を左右に交互に倒します．

●ブリッジ（お尻上げ）　●座位での重心の前後移動
●腰ひねり　●座位での重心の左右移動

●座位での重心の前後移動

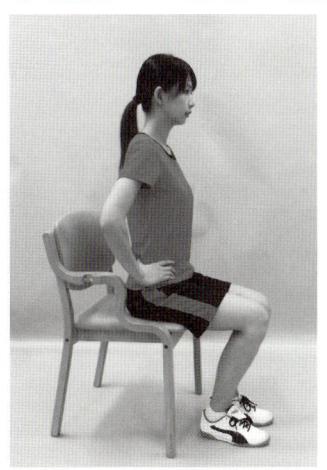

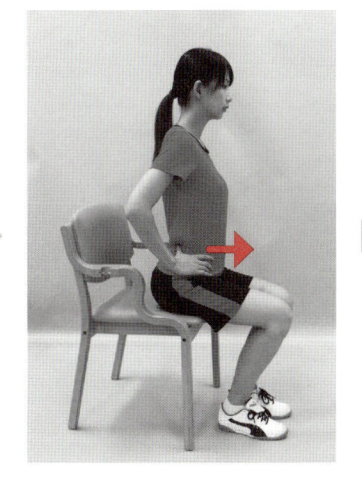

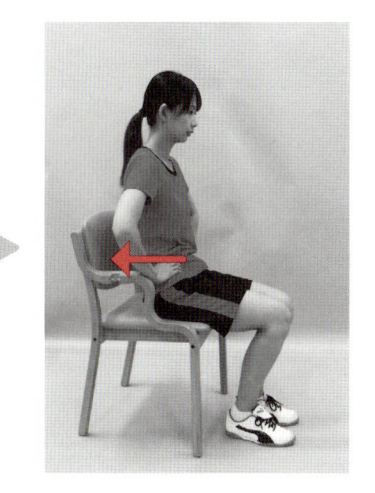

回数 **10〜20** 回程度

【目的】骨盤を前後に傾斜させ，重心を前後に移動させます．
【方法】椅子に座り，おへそを前に出すようにして骨盤を前傾させ重心を前方に移動し，次にお腹を凹ますようにして骨盤を後傾させ重心を後方に移動します．

●座位での重心の左右移動

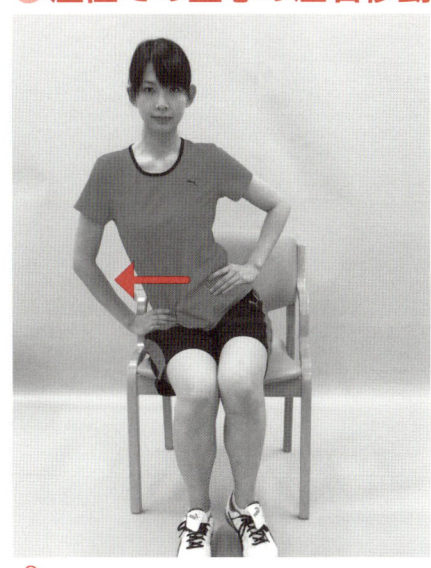

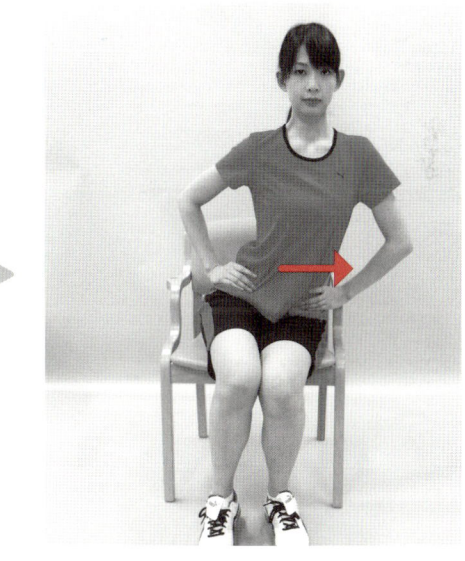

回数 **10〜20** 回程度

【目的】骨盤を左右に傾斜させ，重心を左右に移動させます．
【方法】椅子に座り，左のお尻を椅子から浮かせるようにして重心を右に移動し，次に右のお尻を椅子から浮かせるようにして重心を左に移動します．

19 パーキンソン体操❷

● **立位での重心の前後移動**

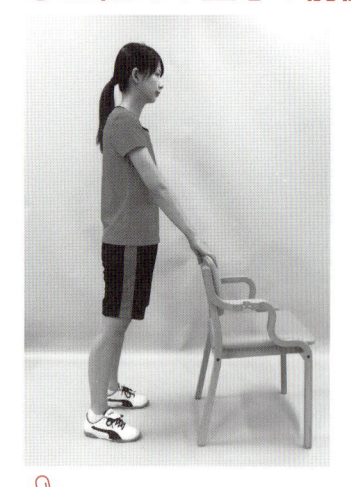

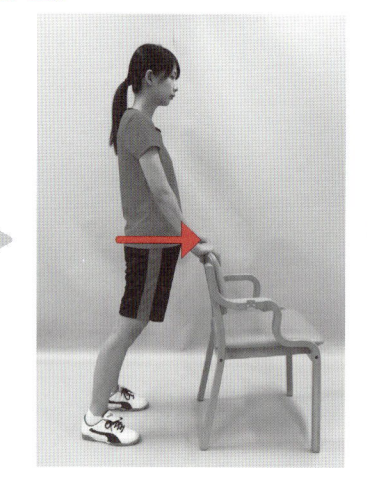

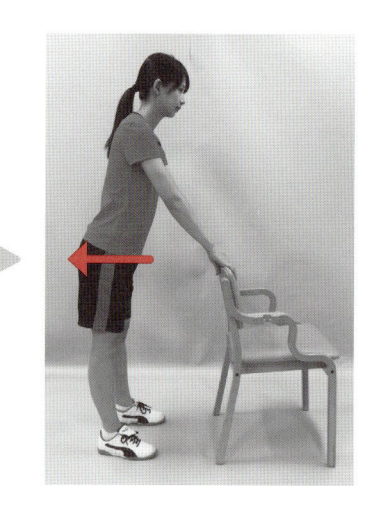

回数 10〜20回程度

【目的】骨盤を前後に動かし，重心移動させます．
【方法】椅子の背もたれなどにつかまり，骨盤を前後に動かして，重心移動します．

● **立位での重心の左右移動**

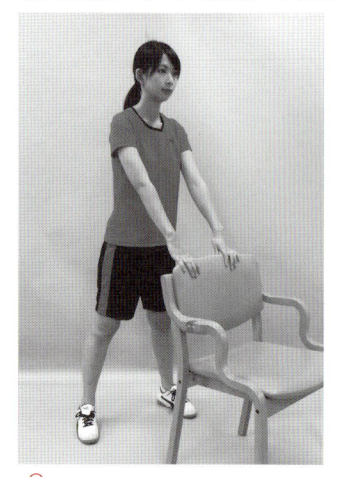

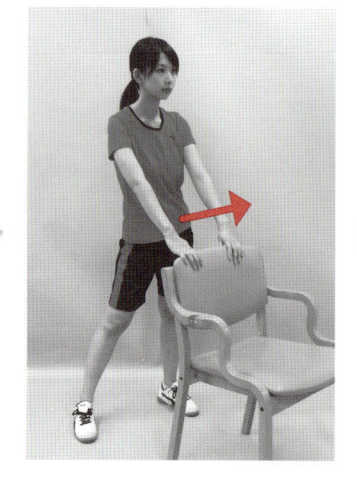

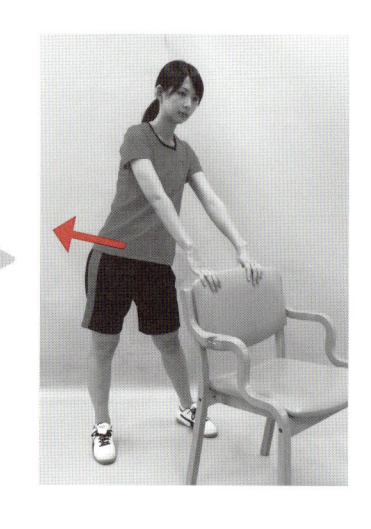

回数 10〜20回程度

【目的】骨盤を左右に動かし，重心移動させます．
【方法】椅子の背もたれなどにつかまり，骨盤を左右に動かして，重心移動します．

●立位での重心の前後移動　●座位での体幹伸ばし
●立位での重心の左右移動　●立位での体幹伸ばし

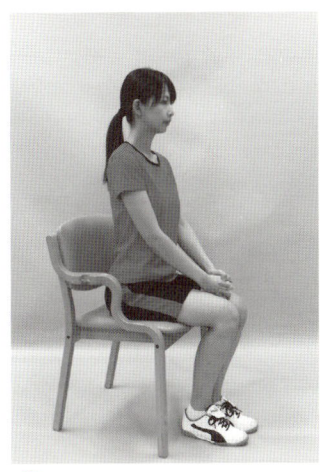

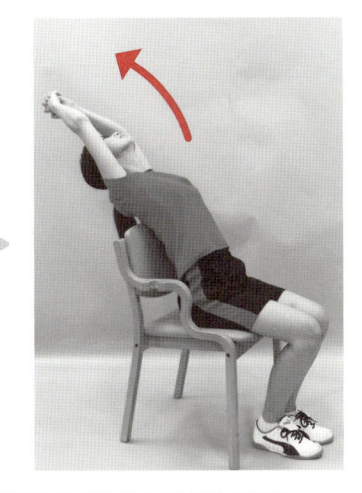

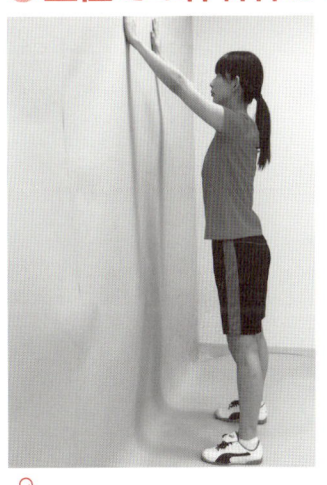

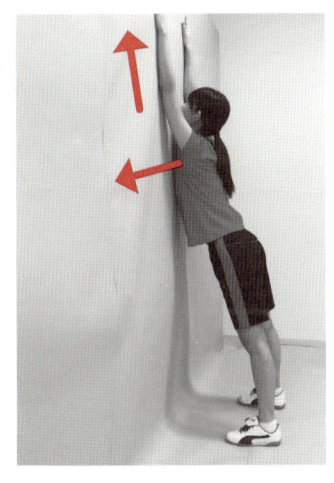

● 座位での体幹伸ばし

回数 **10**回程度

【目的】体幹の伸展の可動性を改善します．
【方法】椅子に座り，両腕を頭上に上げながら体幹を伸ばします．背もたれに体重がかかって後方に転倒しないように注意します．

● 立位での体幹伸ばし

回数 **10**回程度

【目的】体幹の伸展の可動性を改善します．
【方法】壁に向かって立ち，両手を壁に置き，壁に胸をくっつけるようにして体幹を伸ばします．

第3章

付録データの写真一覧

本書には付録として，エクササイズ指導に活用できる写真データCDを付けています．このCDに収載している写真は，2章のエクササイズページと同様に，患者さんへの指導に使用いただく場合に限って利用を許諾しております．収載しているエクササイズ写真を活用して，患者さんの自立度や難易度に応じてアレンジが可能なので，個人個人に合わせた独自の指導ができます．この章では，CDに収載しているデータの内容について記載しています．

バランス・動作練習

#101 寝返り（両手組み）

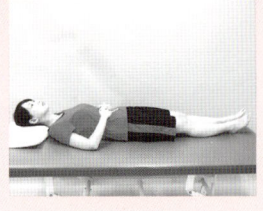

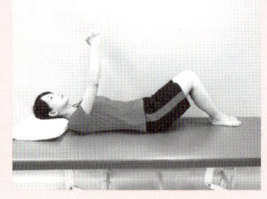

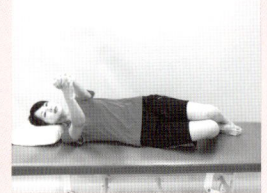

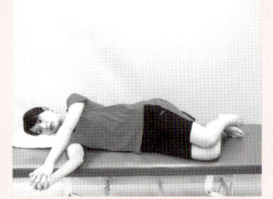

#102 起き上がり

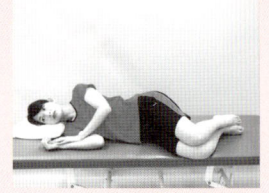

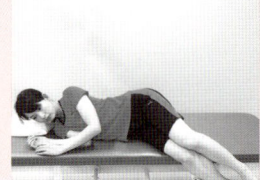

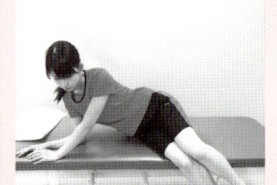

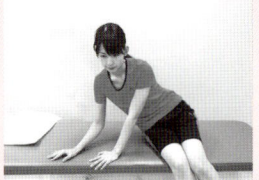

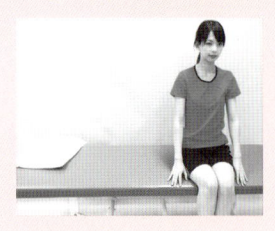

#103 重心の前方移動（両手組み）

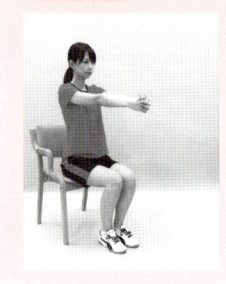

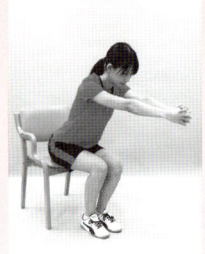

#104 体幹回旋（両手組み）

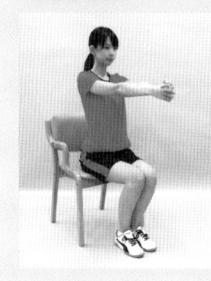

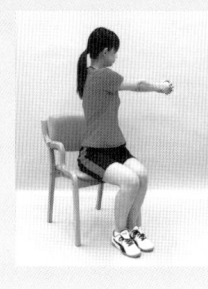

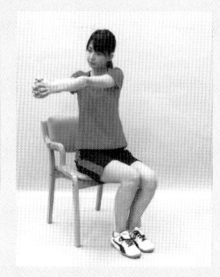

#105 骨盤前後運動

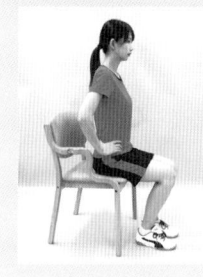

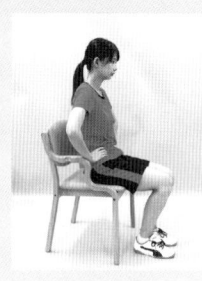

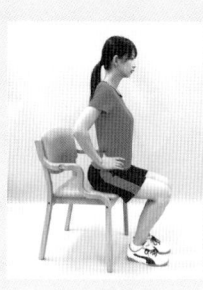

#106 骨盤左右運動

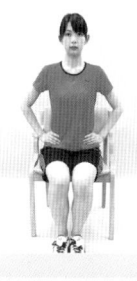

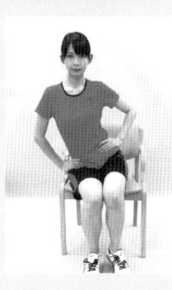

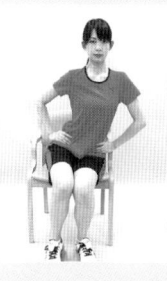

#107 前方リーチ

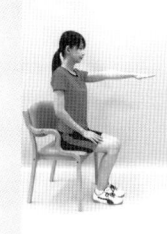

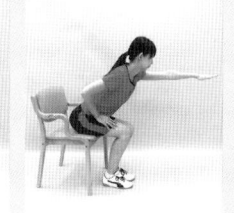

バランス・動作練習

バランス・動作練習

#108 側方リーチ

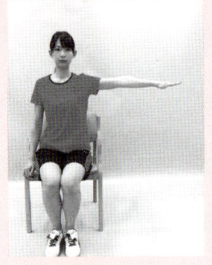

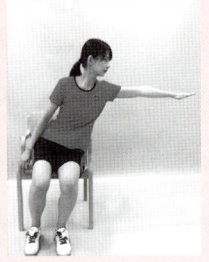

#109 横移動

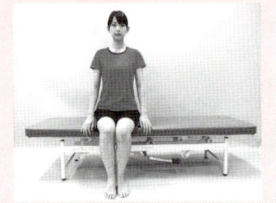

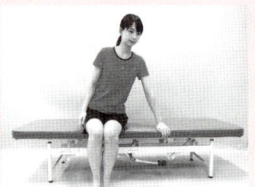

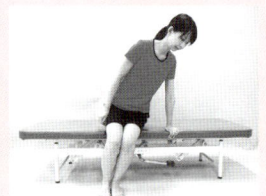

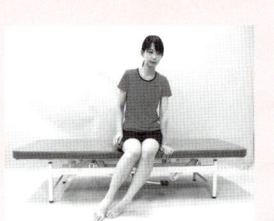

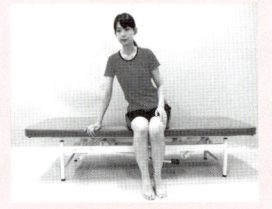

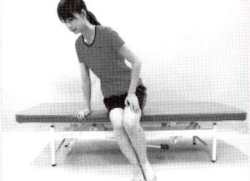

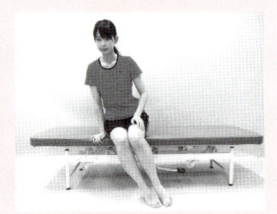

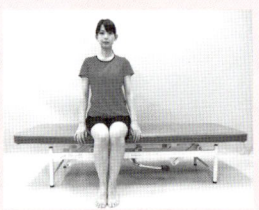

#110 つかまり立ち

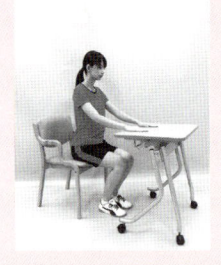

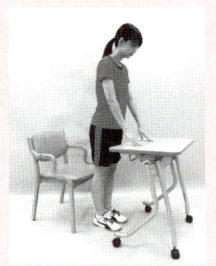

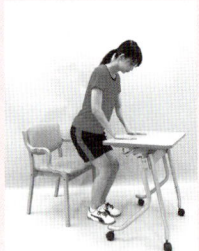

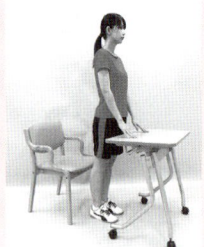

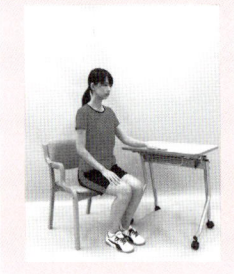

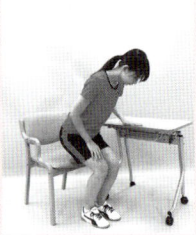

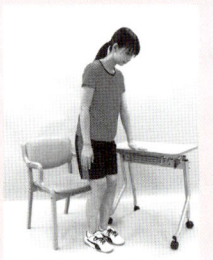

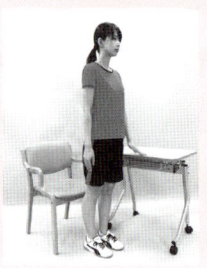

#111 立ち上がり（両手組み）

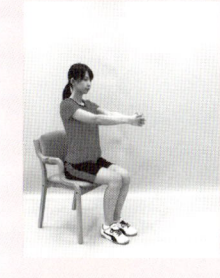

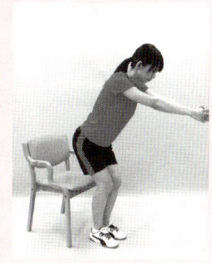

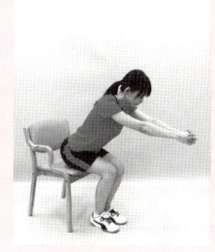

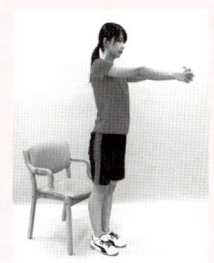

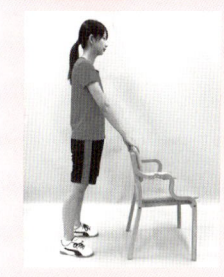

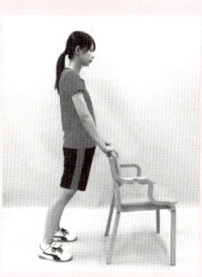

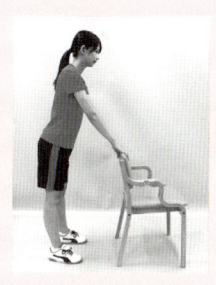

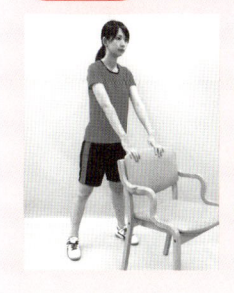

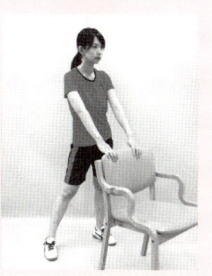

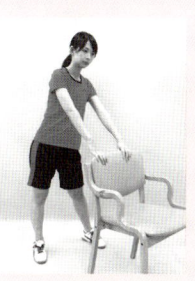

#112 骨盤前後運動

#113 骨盤左右運動

バランス・動作練習

バランス・動作練習

#114 足踏み

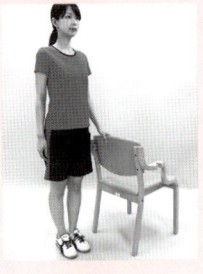

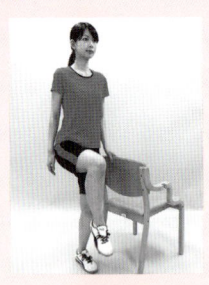

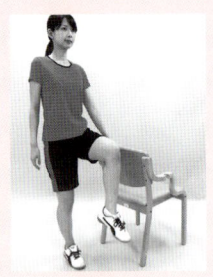

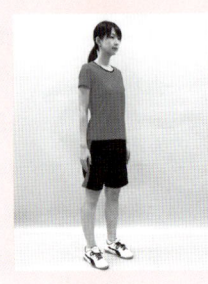

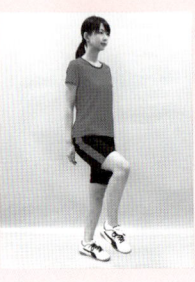

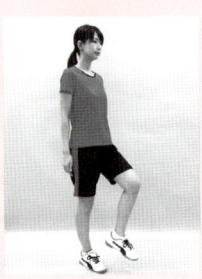

#115 前方リーチ

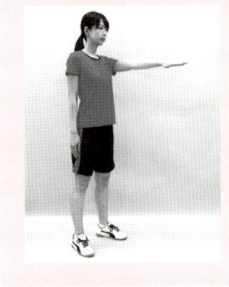

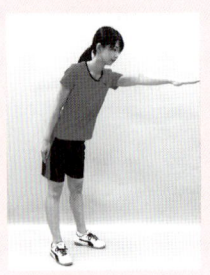

#116 歩行

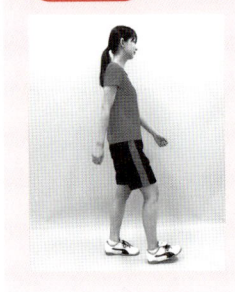

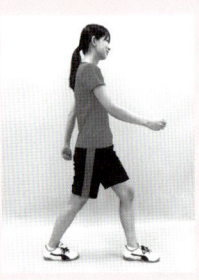

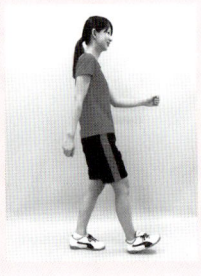

#117 横歩き

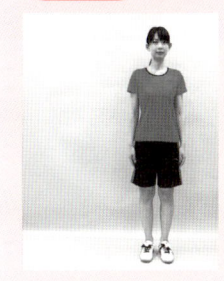

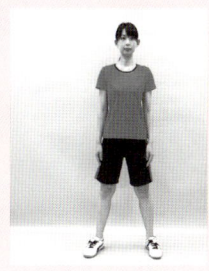

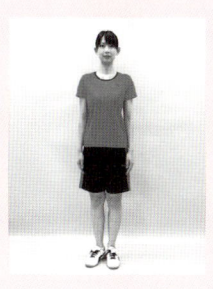

#118 片脚立ちバランス

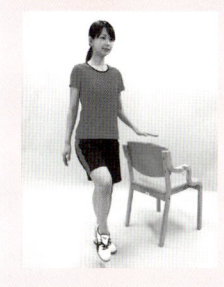

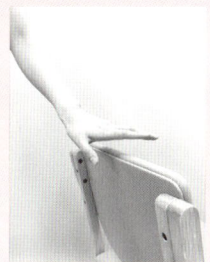

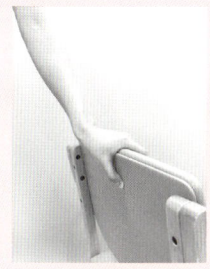

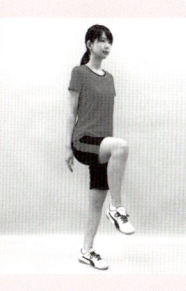

転倒防止のため，椅子などにすぐにつかまれるようにし，足は床にすぐにつける程度の高さに挙げる．

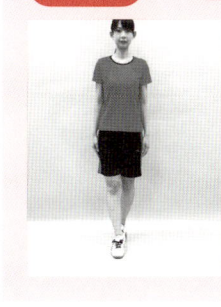

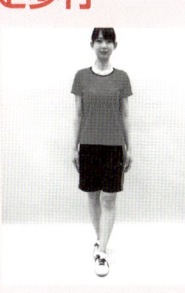

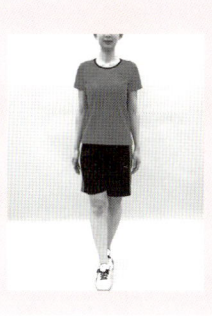

#119 つぎ足歩行

バランス・動作練習

バランス・動作練習

#120 またぎ動作（前）

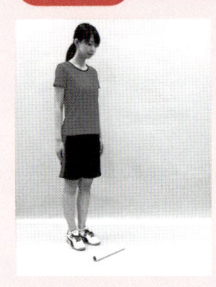

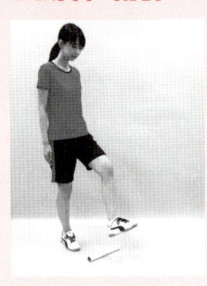

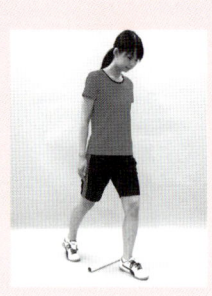

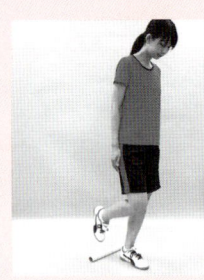

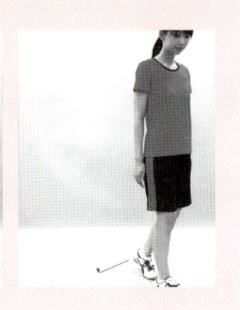

#121 またぎ動作（横）

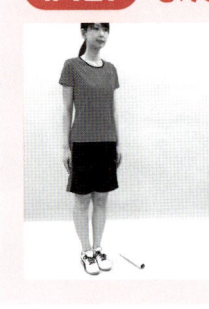

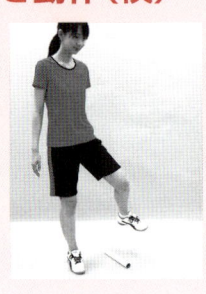

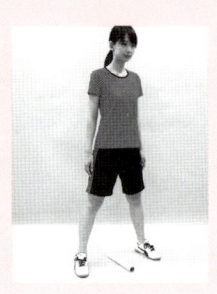

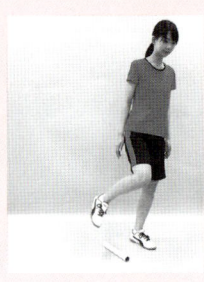

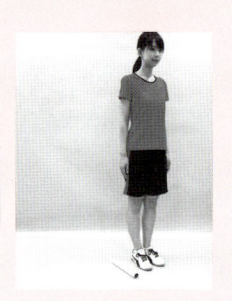

股関節トレーニング

#201 股屈曲

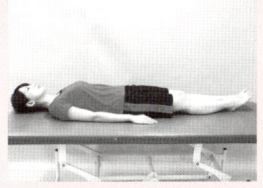

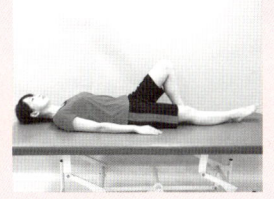

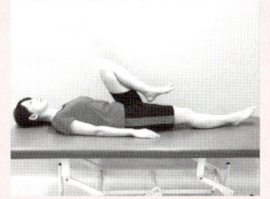

#202 股屈曲の悪い例

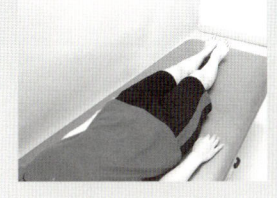

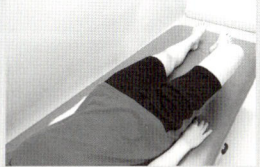

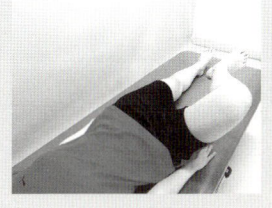

外旋位になっている．

#203 腸腰筋ストレッチ（腰痛）

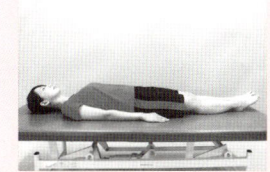

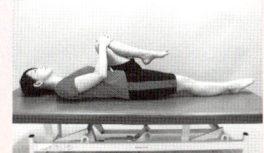

#204 腸腰筋ストレッチの悪い例

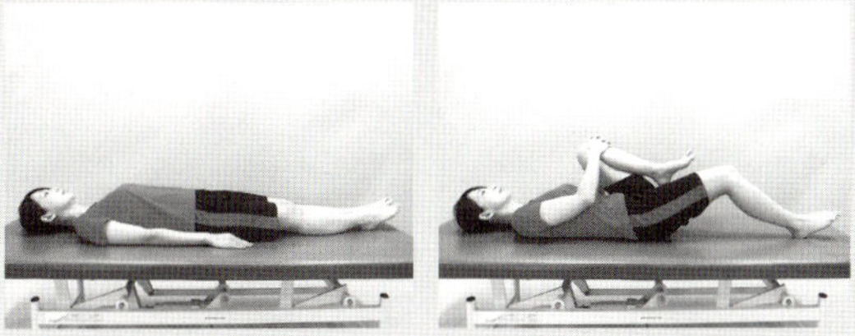

反対側の股関節が屈曲位になっている．

#205 ブリッジ

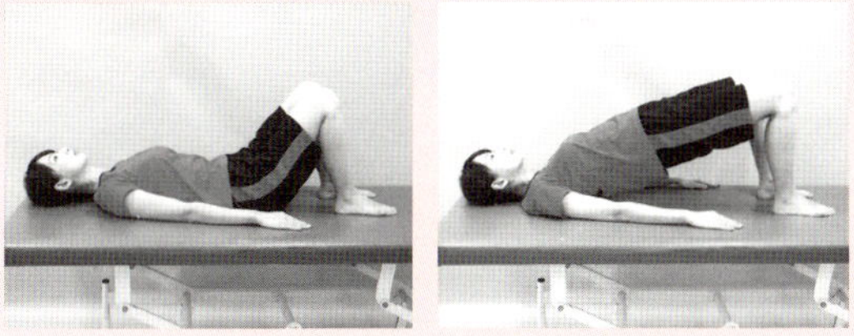

股関節トレーニング

#206 ブリッジ(ボール挟み)

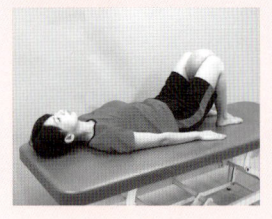

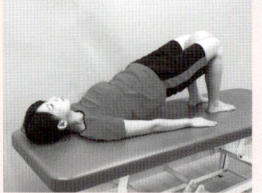

#207 ブリッジ(両手組み)

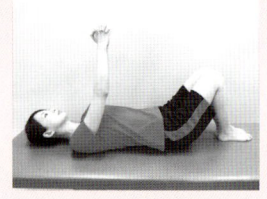

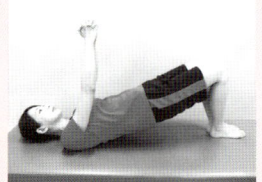

#208 股伸展・大殿筋強化

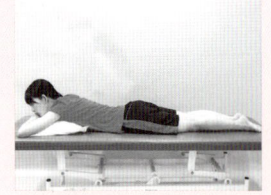

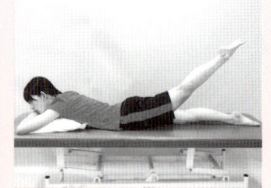

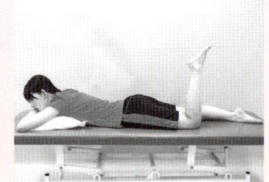

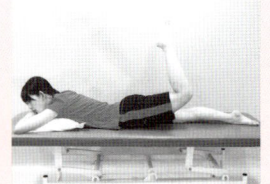

#209 中殿筋強化(チューブ)

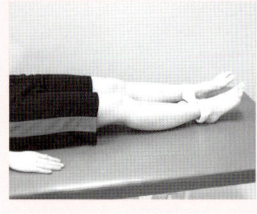

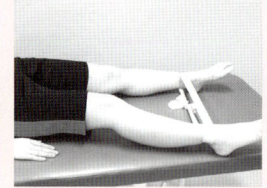

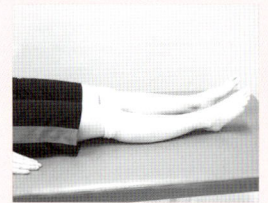

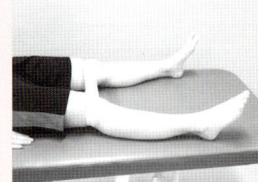

膝関節に痛みがある場合には,膝関節直上に巻く.

#210 中殿筋強化（側臥位）

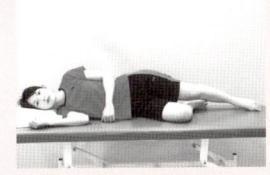

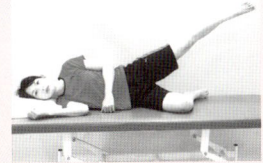

#211 股外転

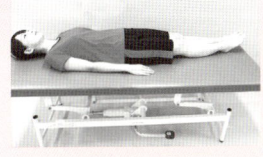

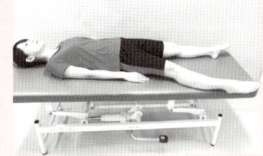

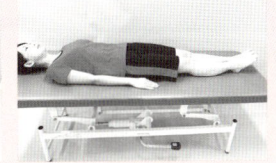

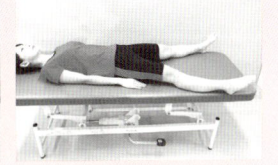

#212 股外転・中殿筋強化の悪い例

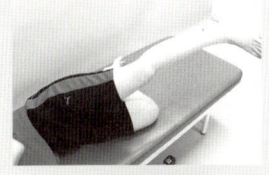

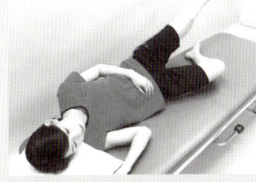

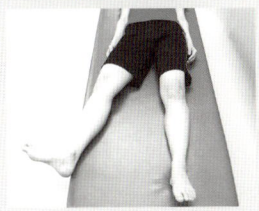

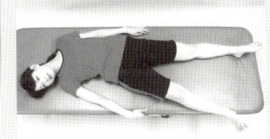

側臥位で股屈曲し大腿筋膜張筋を使用した例，不十分な側臥位で股関節屈筋を使用した例，背臥位で股外旋位で外転し股屈曲となっている例，腰方形筋を使って骨盤を引き上げて外転している例．

#213 股内転筋強化（ボール挟み）

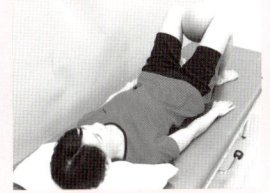

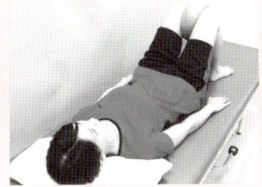

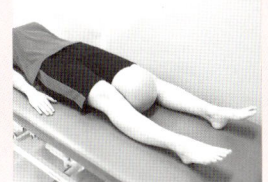

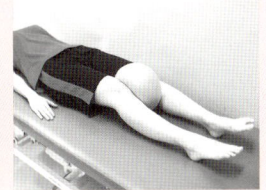

股関節トレーニング

#214 股屈曲

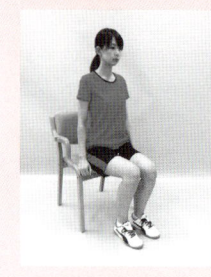

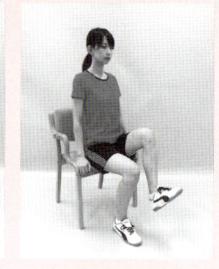

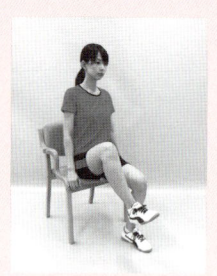

#215 股屈曲の悪い例

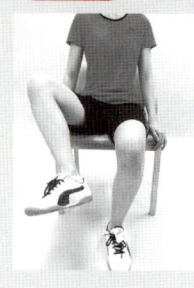

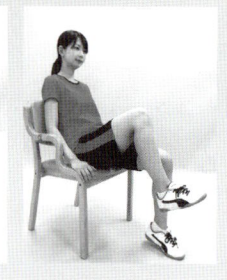

股外転・外旋位での屈曲，体幹を後屈させての股屈曲．

#216 股外転筋強化（チューブ）

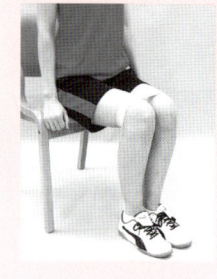

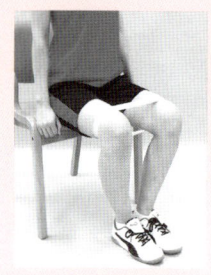

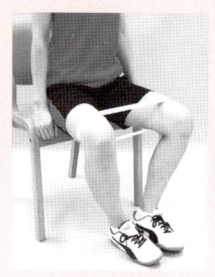

#217 股内転筋強化（枕・ボールはさみ）

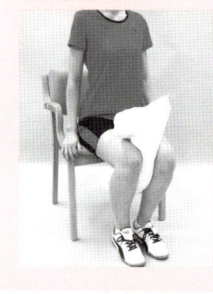

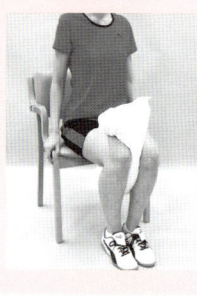

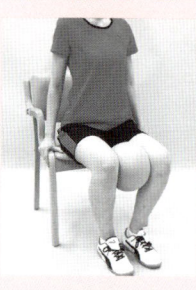

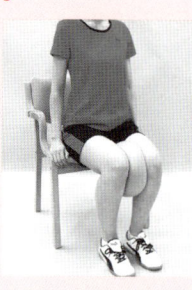

#218 股屈曲

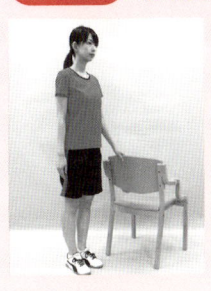

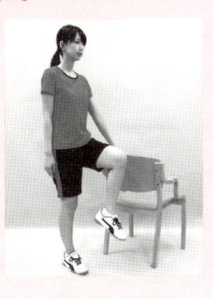

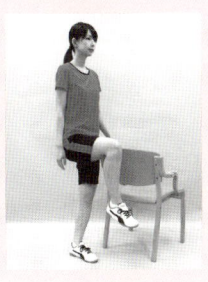

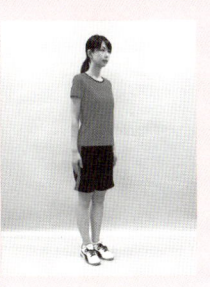

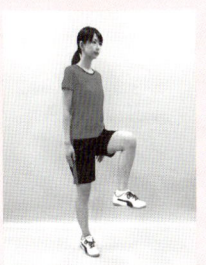

#219 股屈曲の悪い例

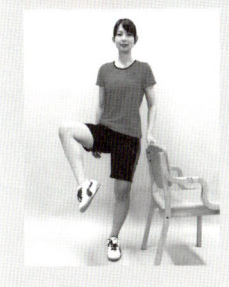

股関節を外旋外転して屈曲する．

#220 股伸展

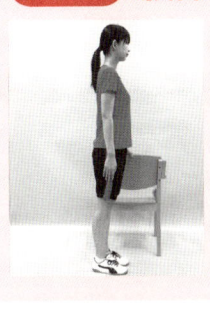

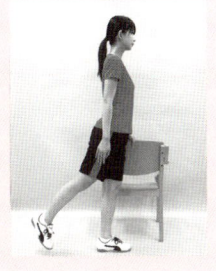

#221 腸腰筋ストレッチ

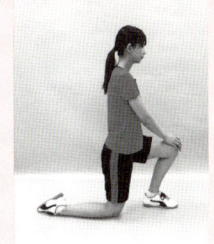

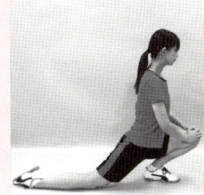

股関節トレーニング

股関節トレーニング

#222 股外転

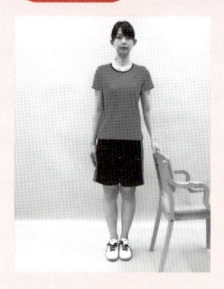

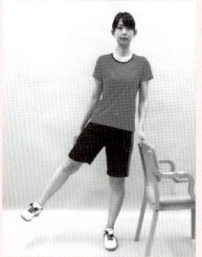

#223 股外転の悪い例

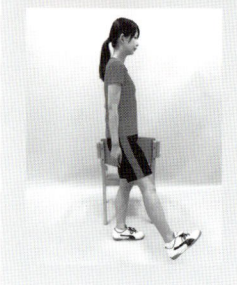

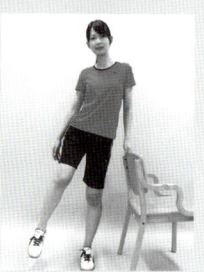

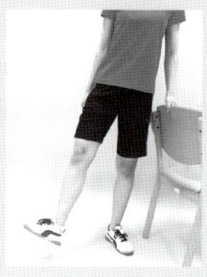

股屈曲位から大腿筋膜張筋を使っての外転，腰方形筋を使って骨盤を引き上げての外転，股関節を外旋位にして腸腰筋を使っての外転．

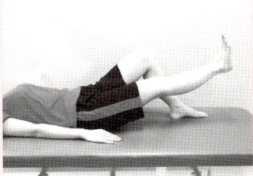

膝関節トレーニング

#301 膝屈伸

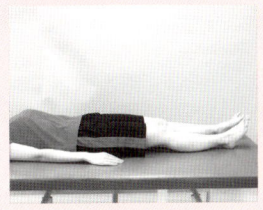

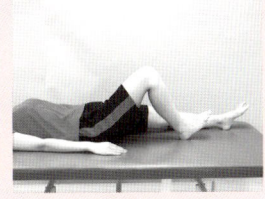

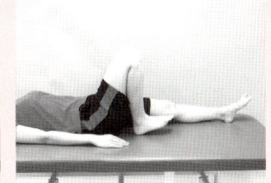

#302 大腿四頭筋セッティング

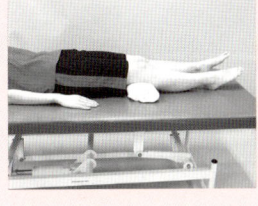

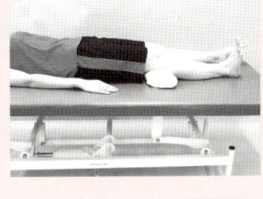

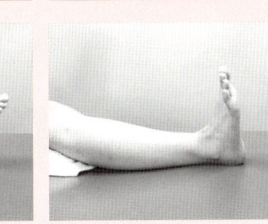

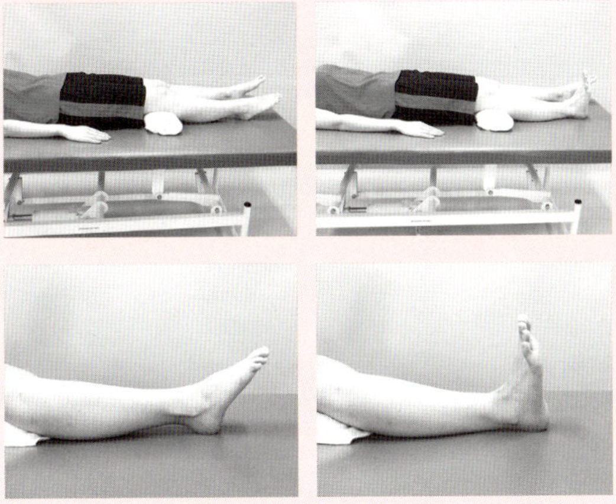

足を背屈させることで大腿四頭筋の収縮を得やすくする．

#303 下肢伸展挙上（SLR）

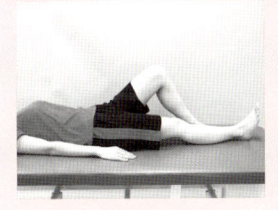

膝関節トレーニング

#304 大腿四頭筋ストレッチ

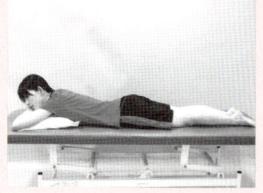

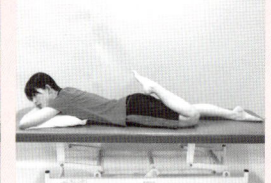

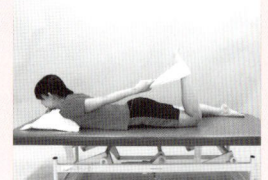

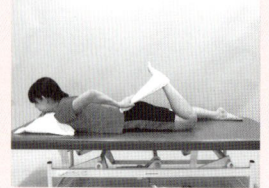

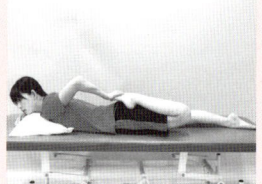

#305 ハムストリングス強化(チューブ)

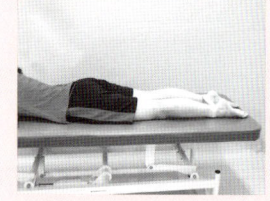

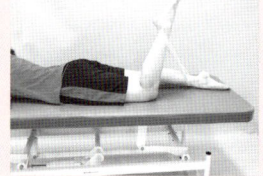

#306 ハムストリングスストレッチ(腰痛)

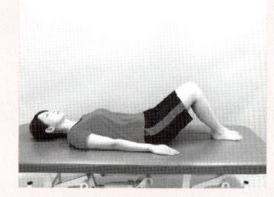

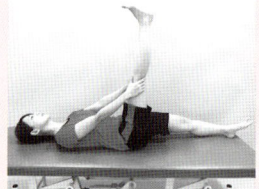

#307 ハムストストレッチの悪い例

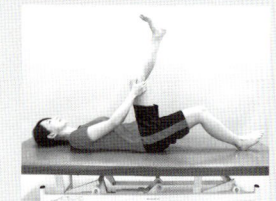

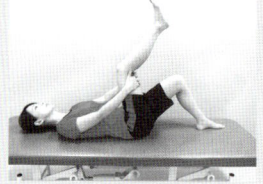

反対側の股関節が屈曲位になっている.

#308 膝伸展筋強化（チューブ他）

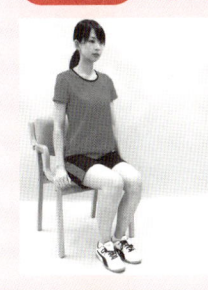

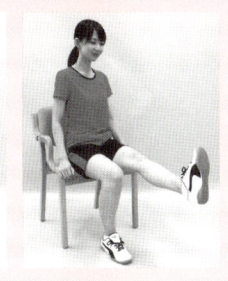

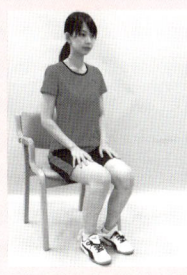

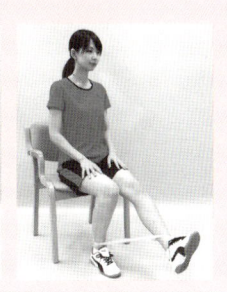

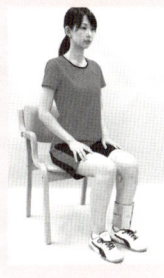

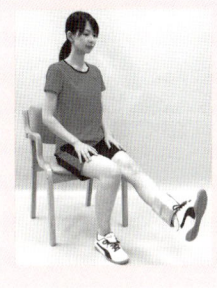

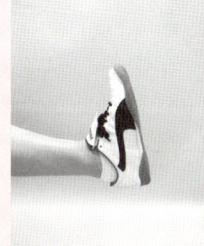

足を背屈させることで大腿四頭筋の収縮を得やすくする．

#309 ハムストリングスストレッチ

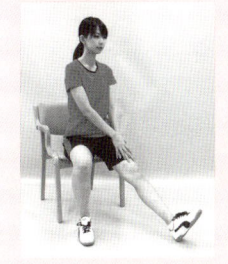

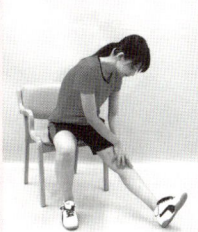

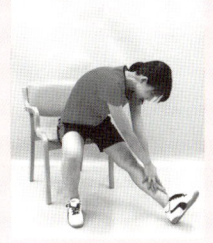

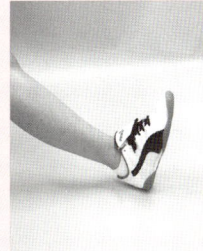

足を背屈させることでストレッチ効果を高める．

#310 膝屈曲

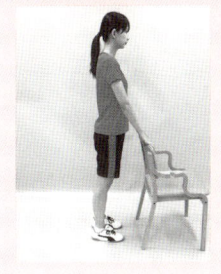

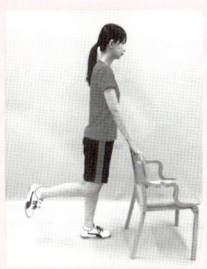

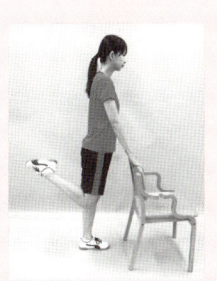

膝関節トレーニング

膝関節トレーニング

#311 スクワット(つかまって)

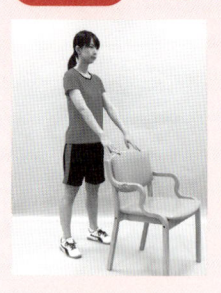

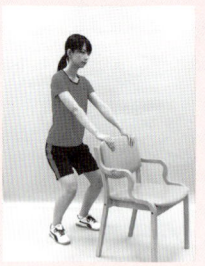

#312 スクワット

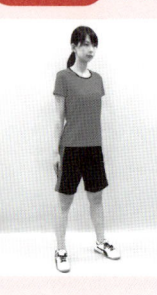

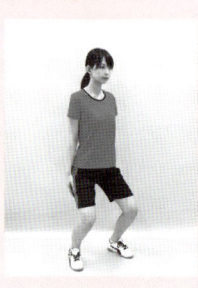

#313 スクワットの悪い例

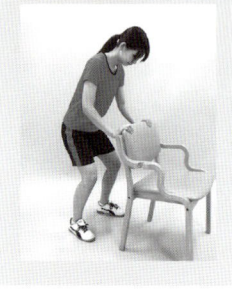

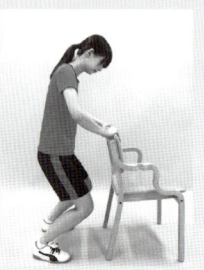

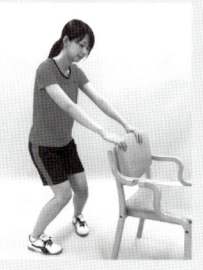

体幹が前傾する,膝が前に出過ぎる,膝が内側に入る.

#314 大腿四頭筋ストレッチ

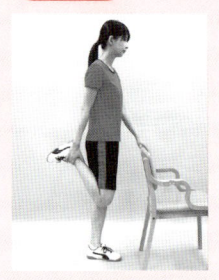

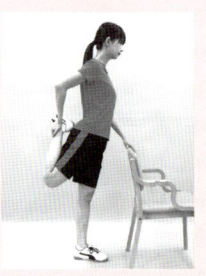

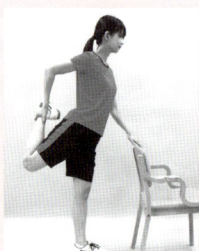

#315 ハムストリングスストレッチ

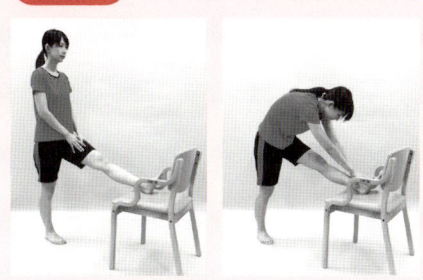

足関節トレーニング

#401 足指グーチョキパー

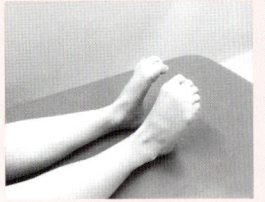

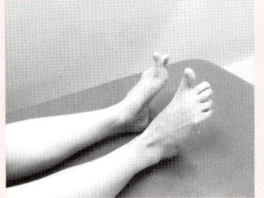

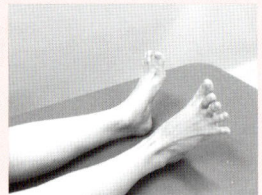

#402 足底背屈

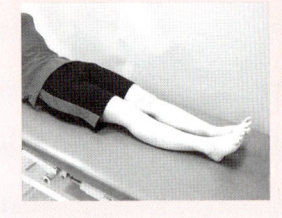

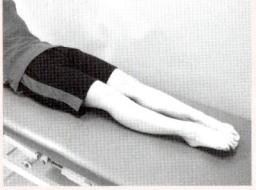

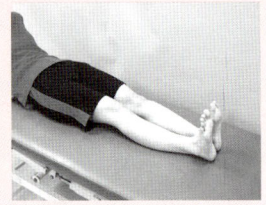

#403 タオルギャザー

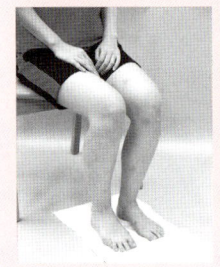

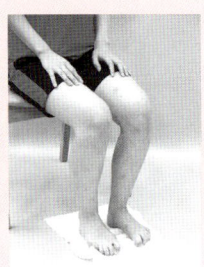

足の指でタオルを引き寄せる.

#404 足底背屈

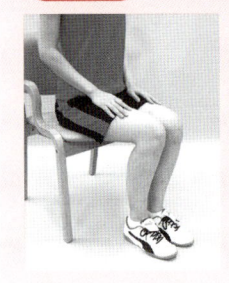

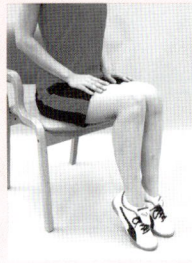

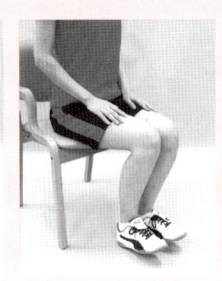

#405 つま先立ち

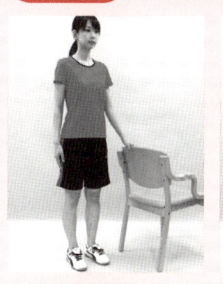

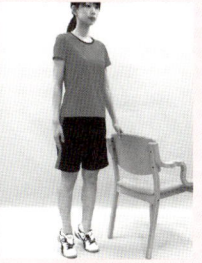

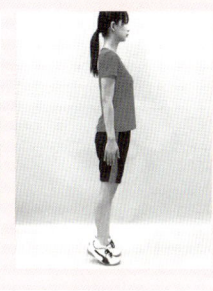

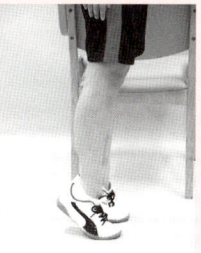

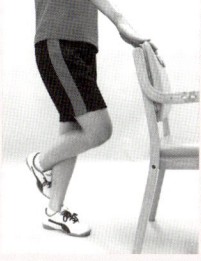

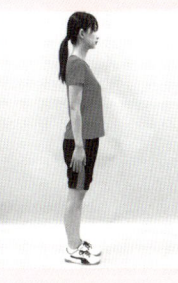

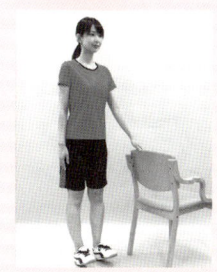

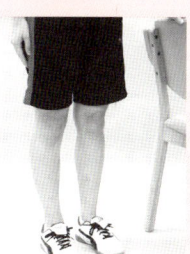

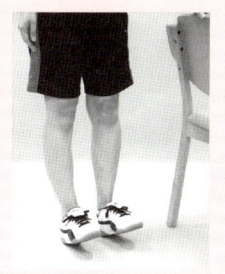

可能であれば片脚でも行う.

#406 かかと立ち

#407 下腿三頭筋ストレッチ

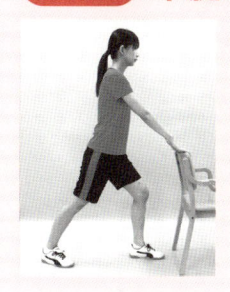

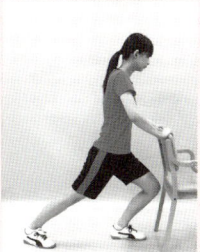

足関節トレーニング

#408 ヒラメ筋ストレッチ

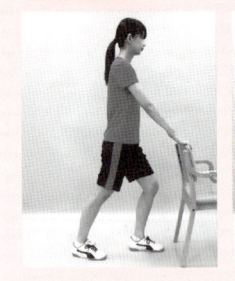

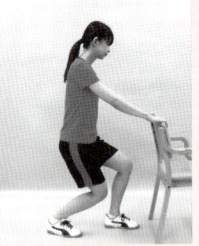

#409 足関節運動

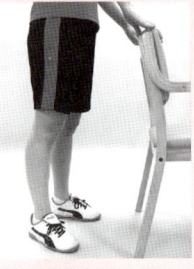

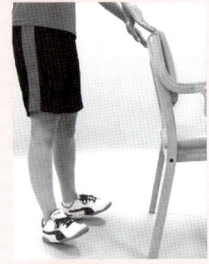

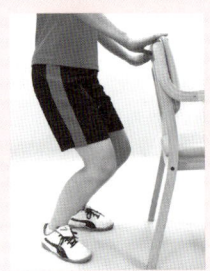

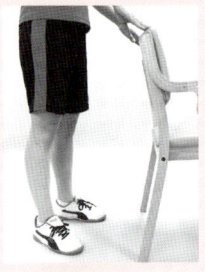

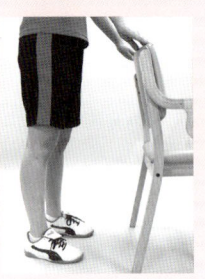

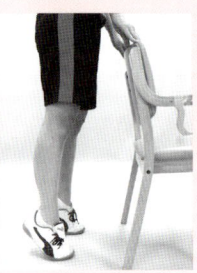

つま先上げ⇒踵をついたままでの膝屈曲による足背屈⇒つま先立ちの順で一連の運動することで，歩行時の立脚初期・中期・後期の足関節のスムーズな動きが出て，歩きやすくなる．

#410 踏み返し運動

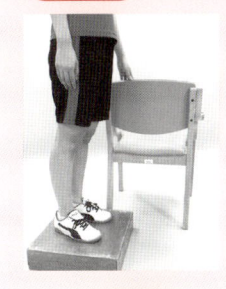

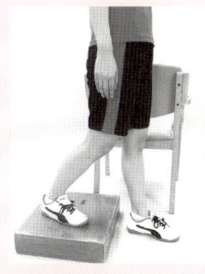

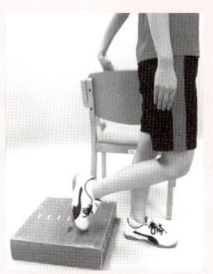

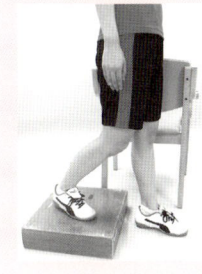

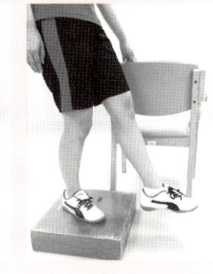

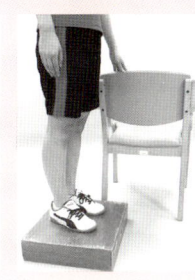

段差の低い台からの健側を降ろし，また台に戻ることを繰り返す踏み返し運動を行うことで階段を降りるのがスムースになってくる．徐々に段差を高くする．

肩関節トレーニング

#501 上肢挙上（両手組み）

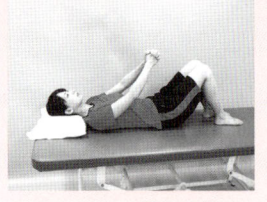

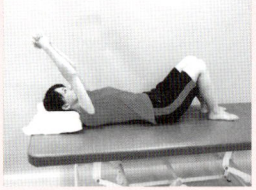

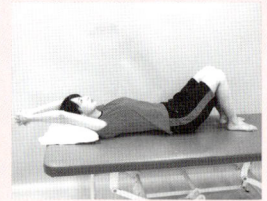

#502 肩屈曲

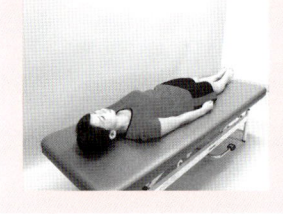

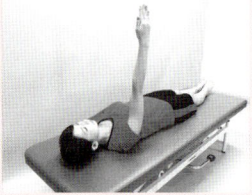

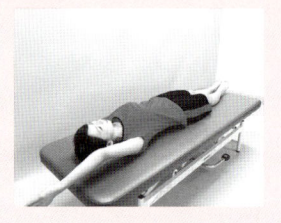

#503 肩屈曲の悪い例

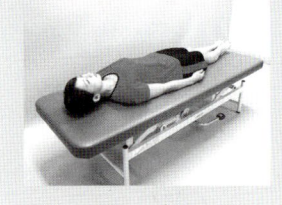

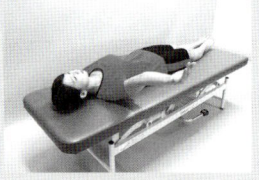

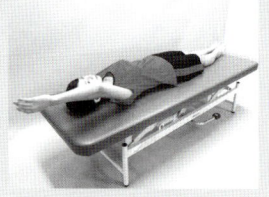

肩外転位になっている．

#504 肩外転

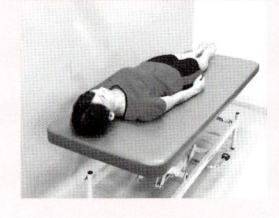

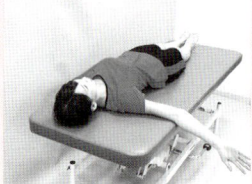

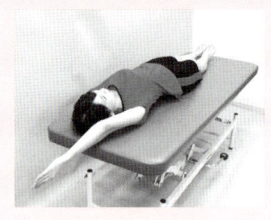

#505 肩すくめ

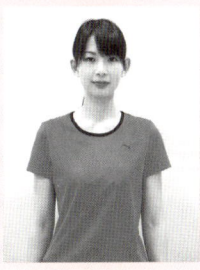

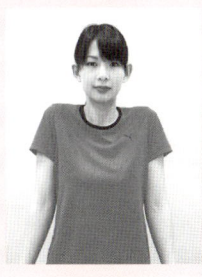

#506 肩甲骨内外転

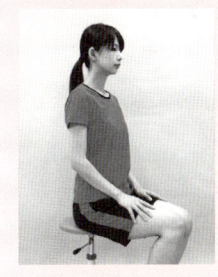

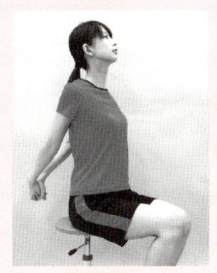

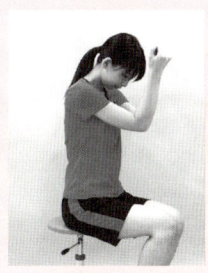

#507 肩屈曲

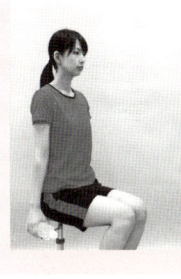

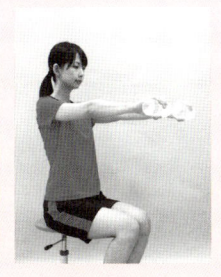

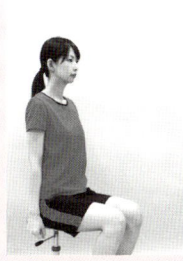

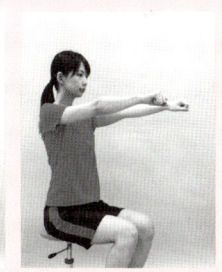

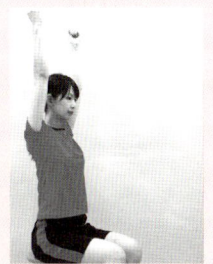

#508 肩屈曲の悪い例

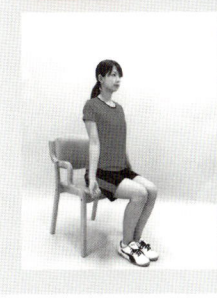

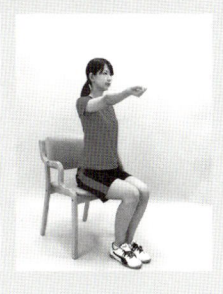

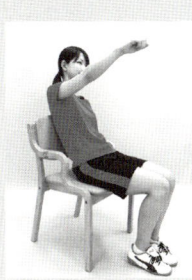

上腕二頭筋による肩屈曲，体幹後屈による肩屈曲．

肩関節トレーニング

肩関節トレーニング

#509 両上肢挙上

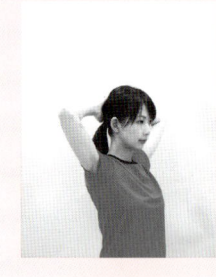

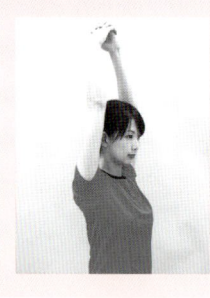

広背筋をストレッチするようにして伸ばす．

#510 肩伸展

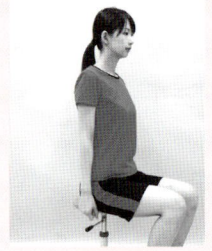

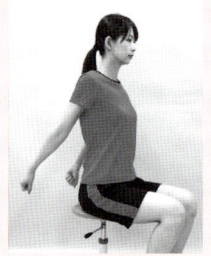

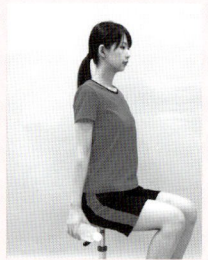

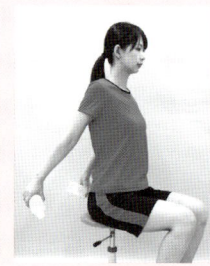

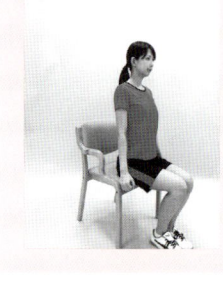

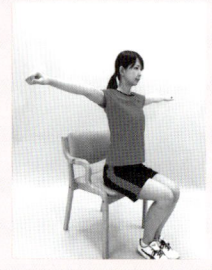

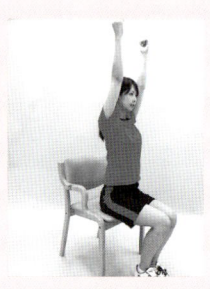

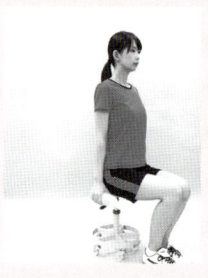

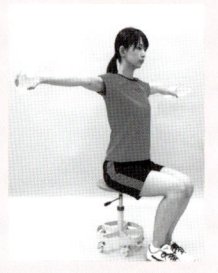

#511 肩外転

#512 肩外転の悪い例

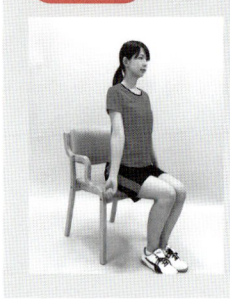

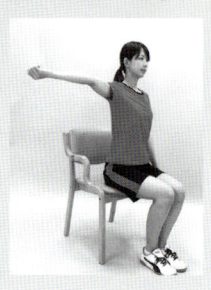

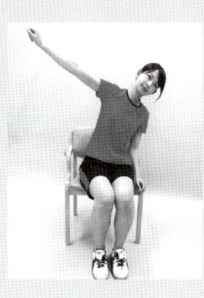

上腕二頭筋による肩外転，体幹側屈による肩外転．

#513 肩内外旋

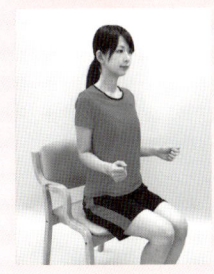

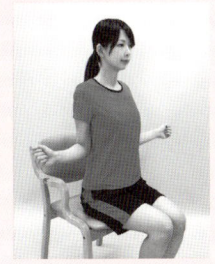

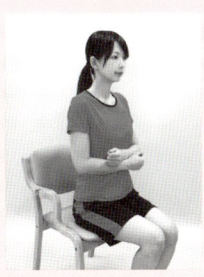

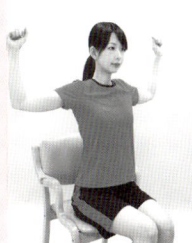

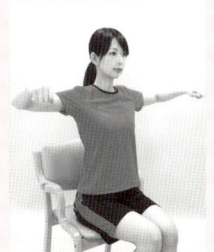

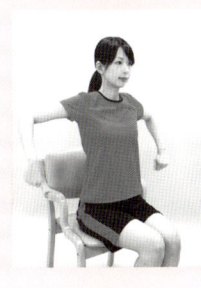

肩関節トレーニング 83

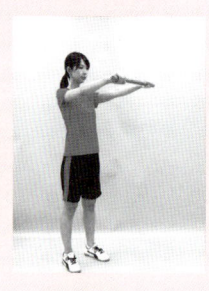

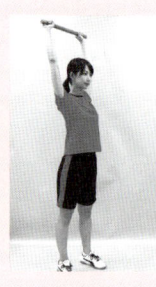

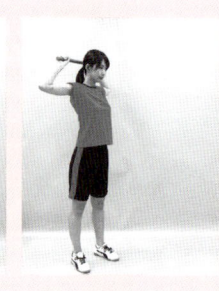

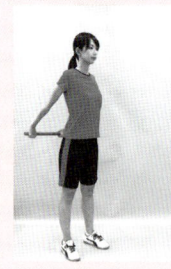

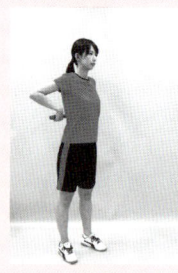

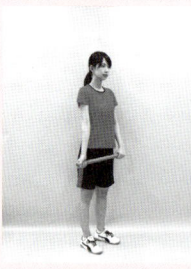

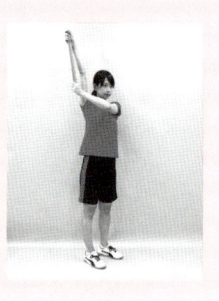

肩関節トレーニング

#514 コッドマン体操（五十肩）

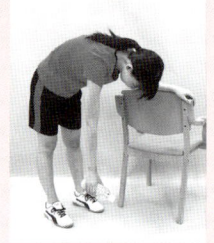

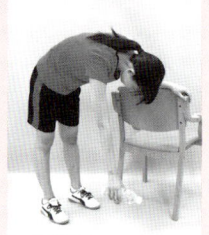

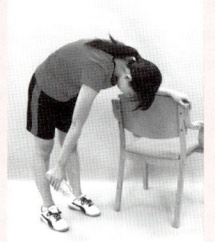

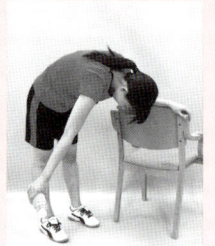

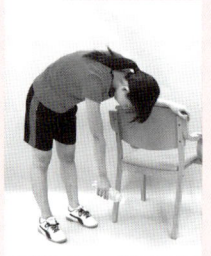

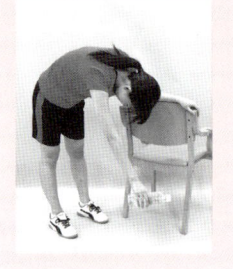

#515 棒体操（五十肩）

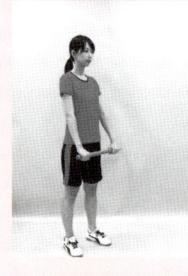

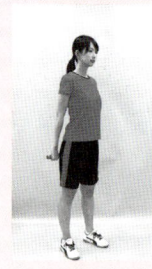

肘関節トレーニング

#601 肘屈曲(自己他動)

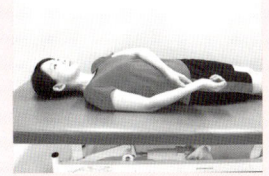

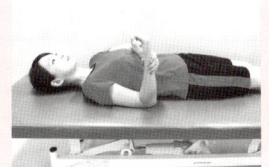

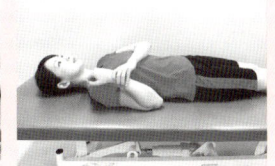

#602 肘屈曲

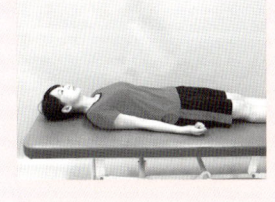

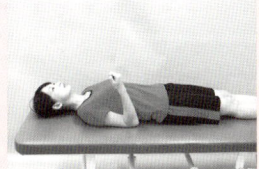

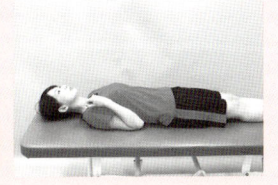

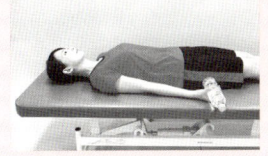

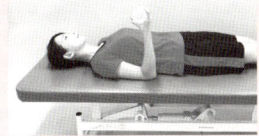

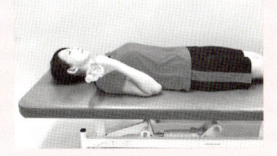

#603 肘伸展

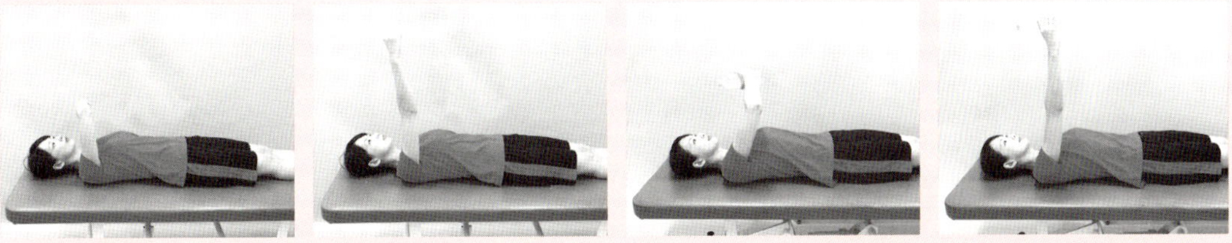

#604 肘伸展(腹臥位)

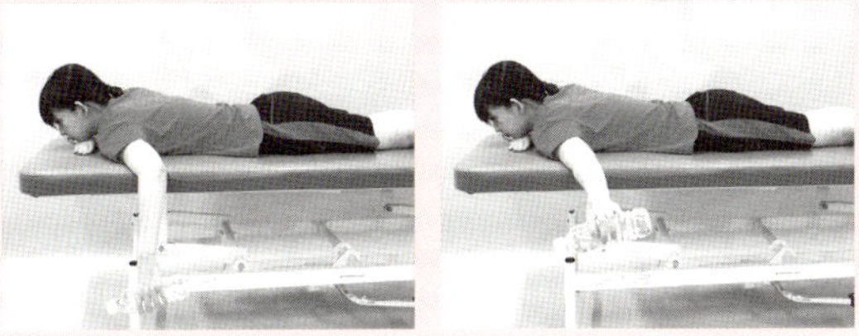

肘関節トレーニング

#605 肘伸展筋強化

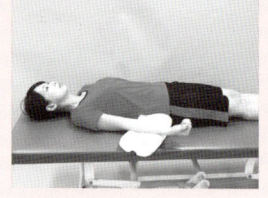

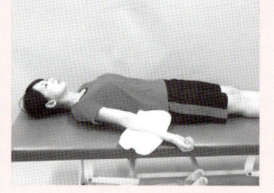

タオルを押し付け上腕三頭筋を強化する．

#606 肘屈曲

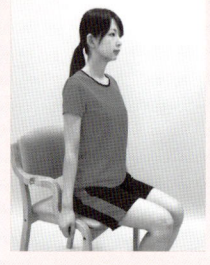

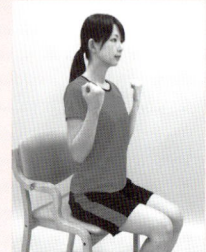

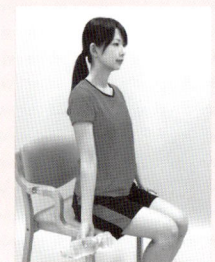

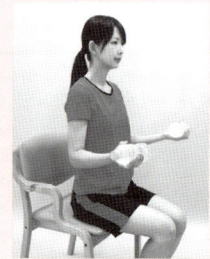

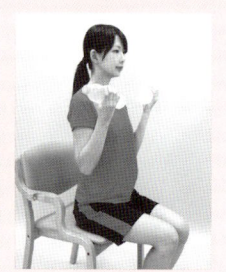

#607 肘屈伸（自己他動）

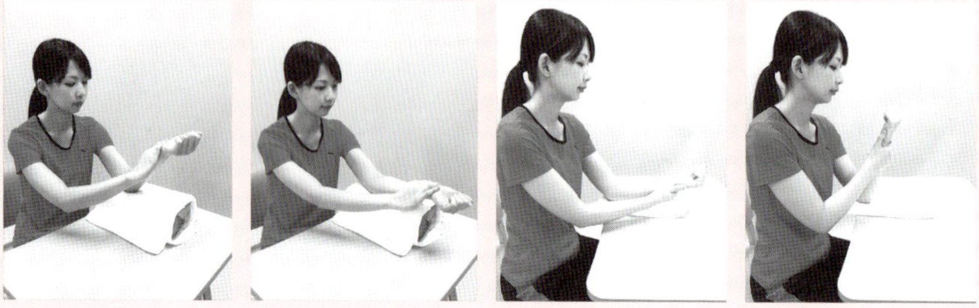

#608 肘屈伸抵抗運動

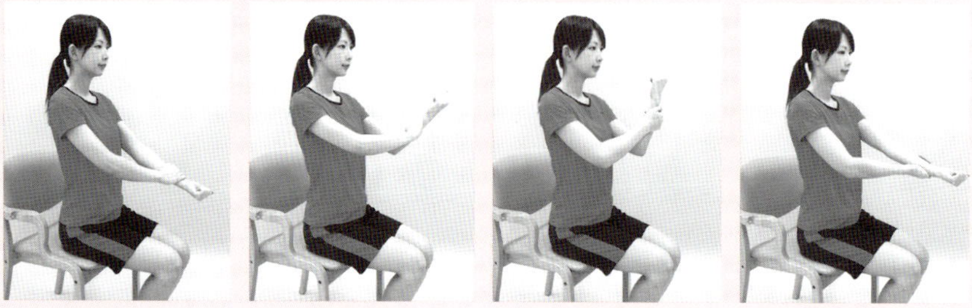

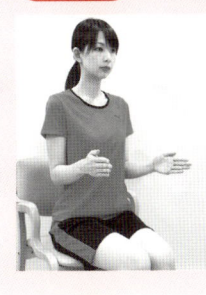

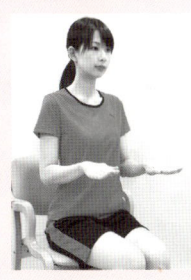

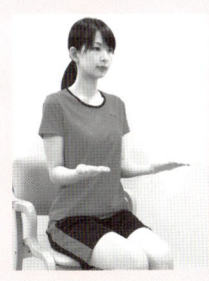

手・指関節トレーニング

#701 手掌背屈

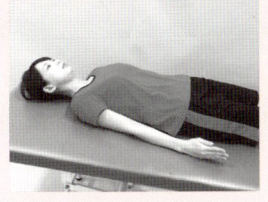

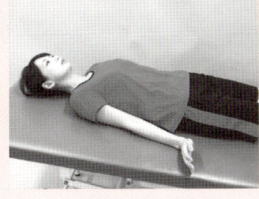

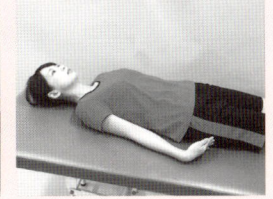

#702 手指屈伸

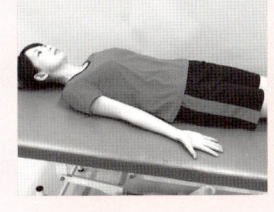

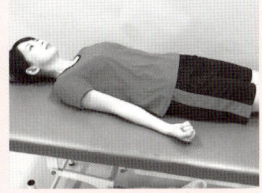

#703 手指外転

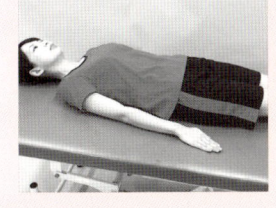

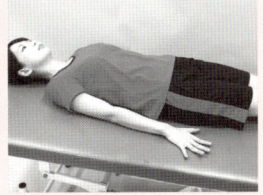

#704 前腕回内外

手・指関節トレーニング

#705 前腕回内外（自己他動）

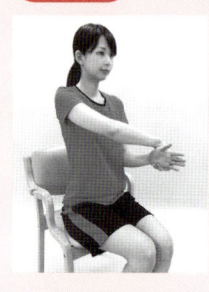

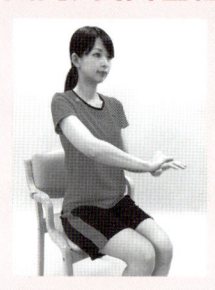

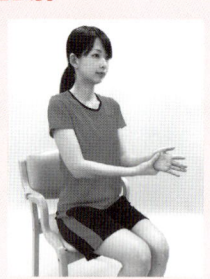

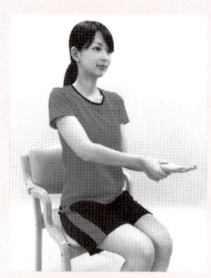

#706 手掌背屈

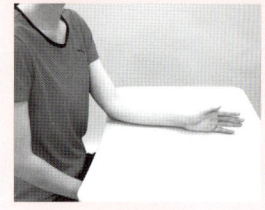

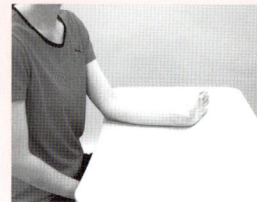

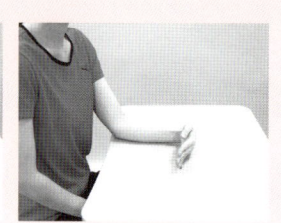

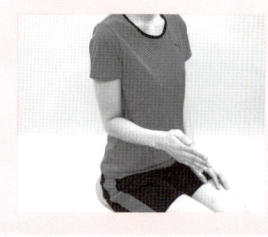

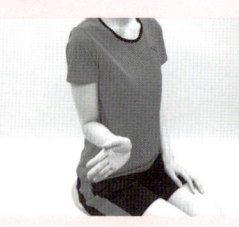

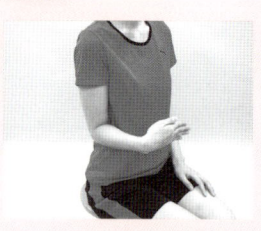

#707 手掌背屈（自己他動）

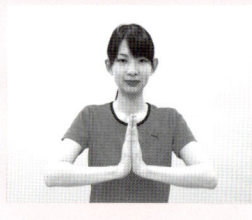

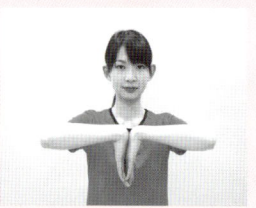

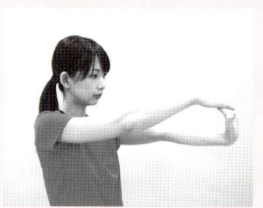

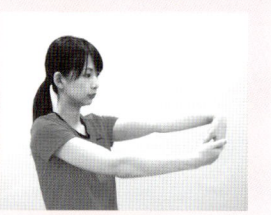

#708 手指屈伸

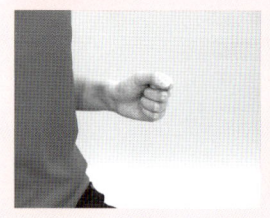

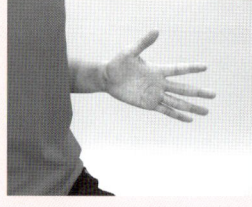

#709 手指の内外転

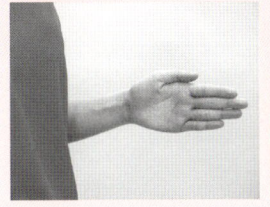

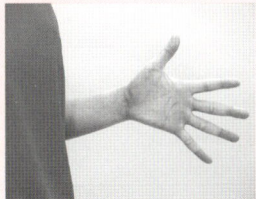

#710 母指対立運動

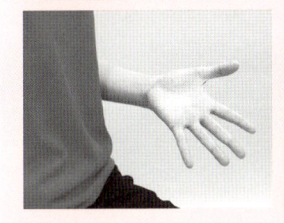

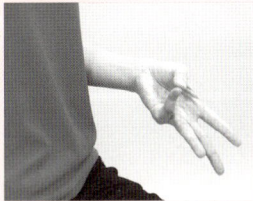

#711 手指屈伸(自己他動)

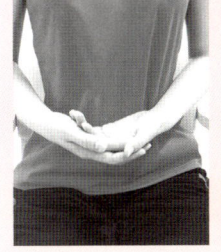

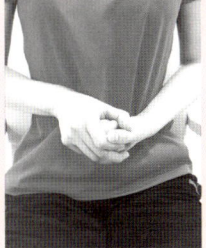

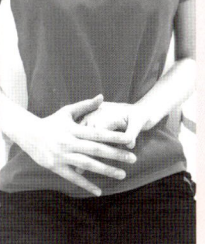

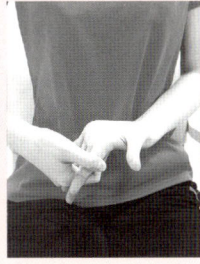

体幹トレーニング

#801 骨盤傾斜（腰痛）

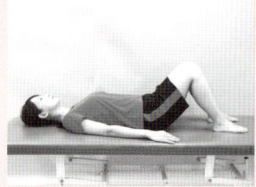

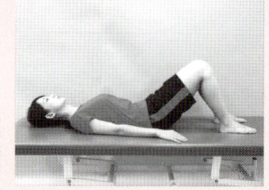

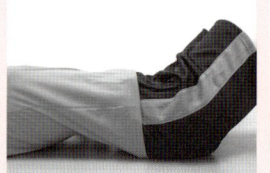

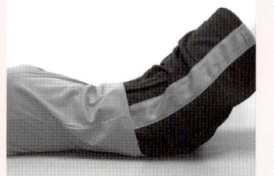

#802 へそのぞき（腹筋強化）

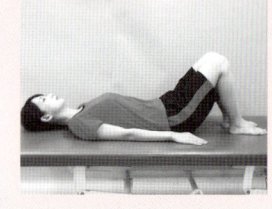

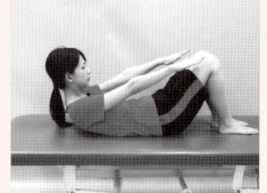

#803 腹筋強化

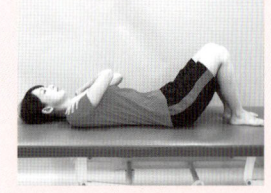

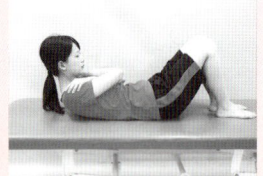

#804 腹筋強化の悪い例

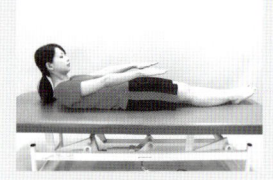

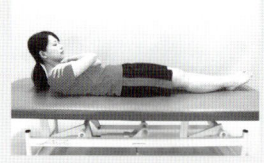

下肢が伸展位になっている．

#805 腹斜筋強化

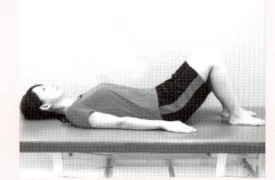

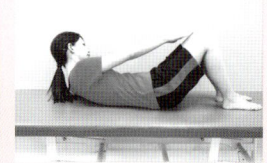

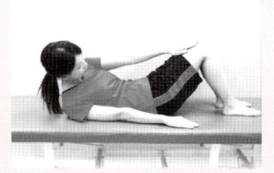

#806 腹斜筋強化の悪い例

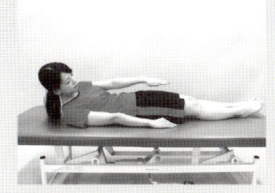

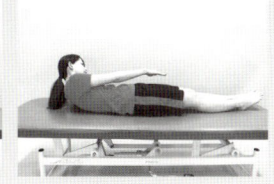

下肢が伸展位になっている.

#807 背筋強化

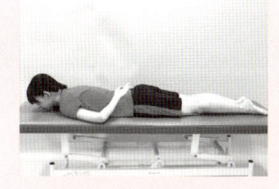

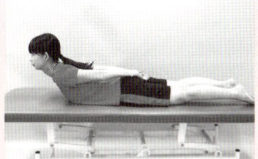

#808 腰椎伸展（自己他動）

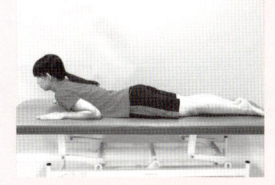

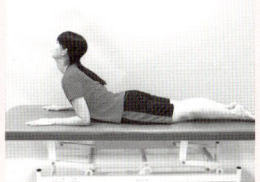

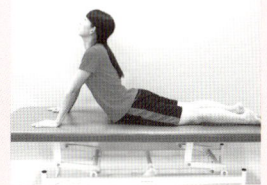

#809 背筋ストレッチ（腰痛）

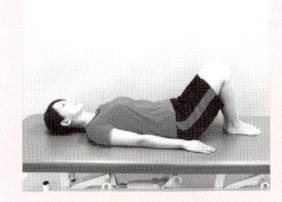

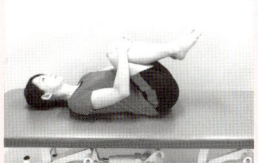

#810 体幹回旋（両手組み）

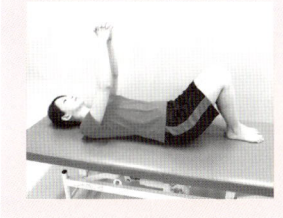

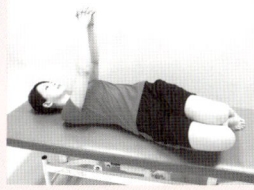

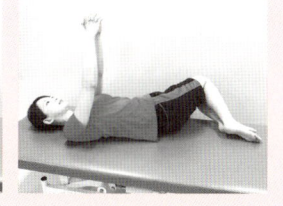

体幹トレーニング

体幹トレーニング

#811 体幹回旋

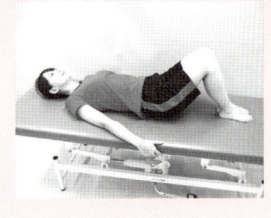

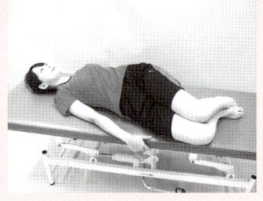

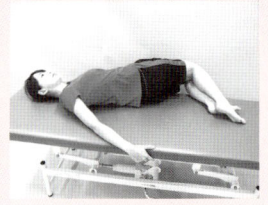

#812 一側下肢挙上

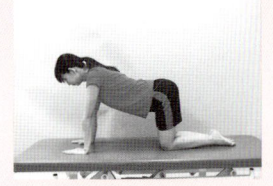

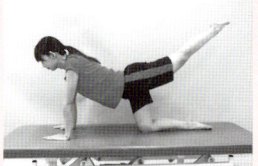

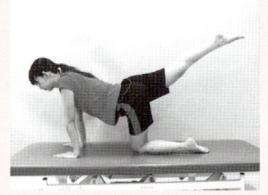

#813 一側上肢挙上

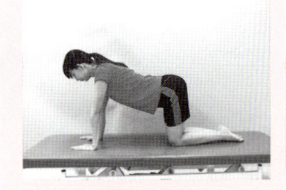

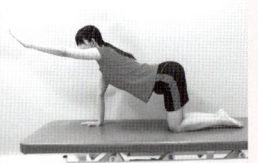

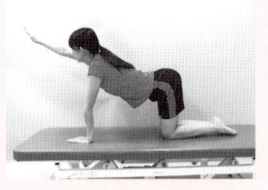

#814 一側上肢・対側下肢挙上

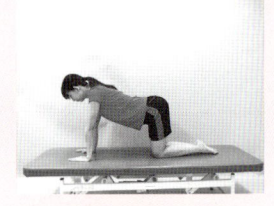

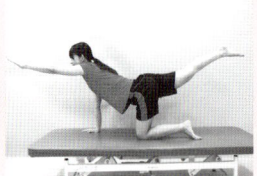

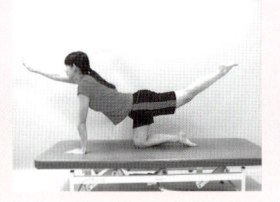

#815 同側上下肢挙上

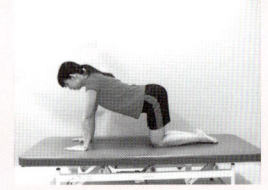

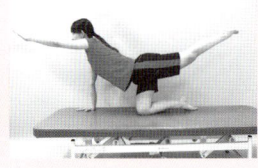

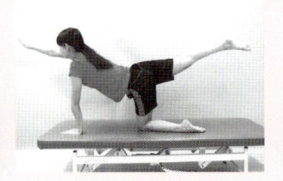

#816 体幹屈曲（両手組み）

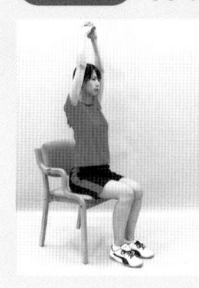

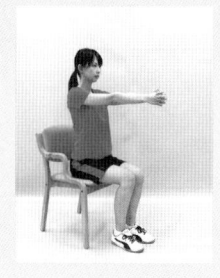

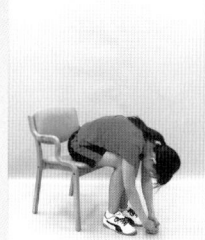

#817 体幹伸展（両手組み）

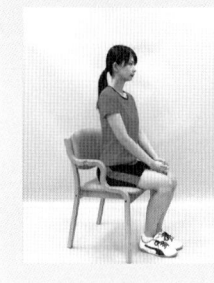

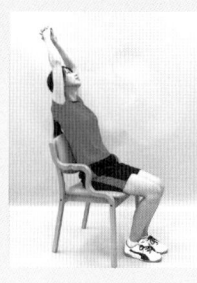

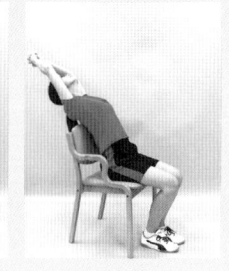

#818 骨盤引き上げ（両手組み）

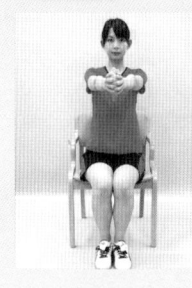

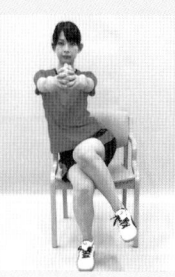

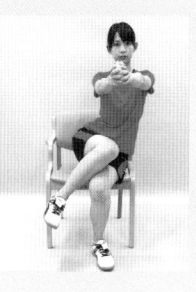

#819 頸前後屈

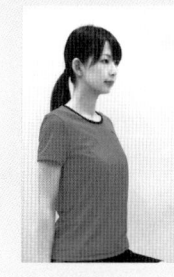

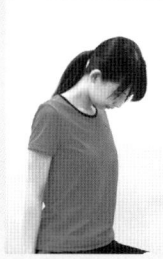

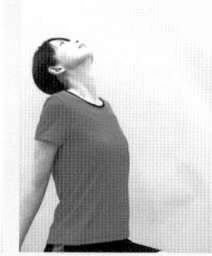

体幹トレーニング

#820 頸側屈

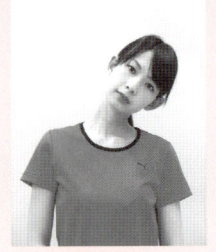

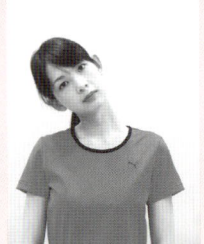

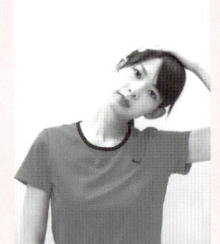

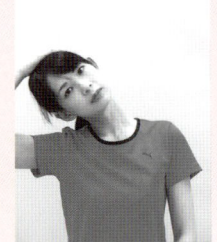

軽く自分でストレッチを加えてもいい.

#821 頸回旋

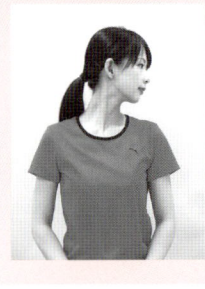

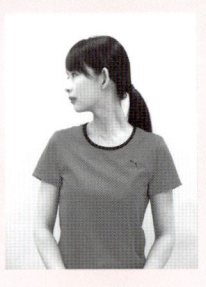

#822 頸部等尺性収縮

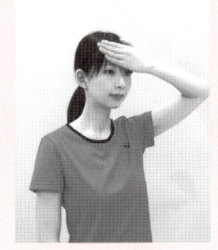

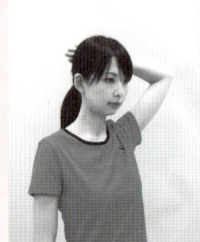

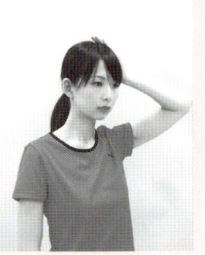

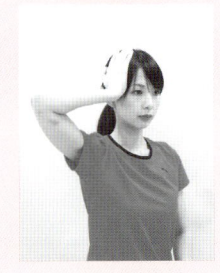

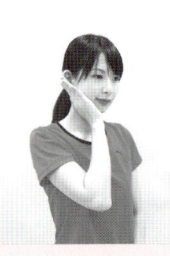

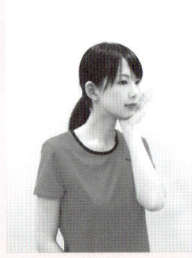

おでこなどを自分で押さえ力の入れっこをする.

#823 体幹回旋（ストレッチ）

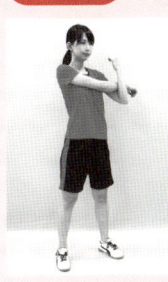

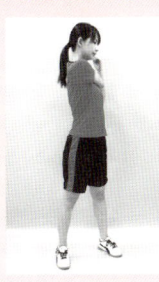

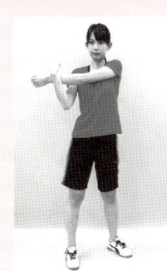

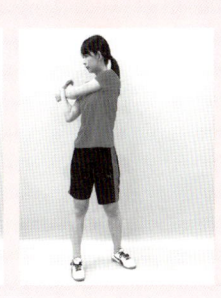

#824 体幹伸展（上肢挙上）

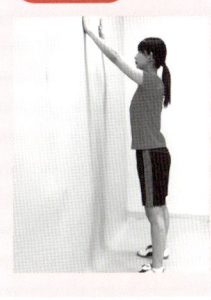

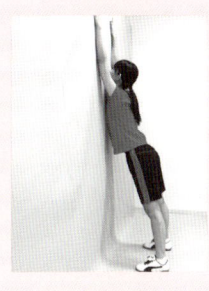

#825 体幹伸展

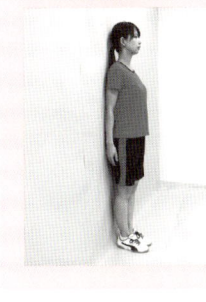

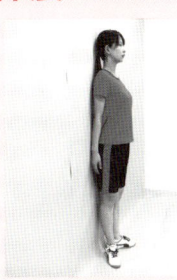

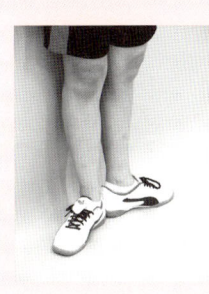

足先を左右に開いて立つことで，体幹の伸展を促す．

体幹トレーニング 95

その他のトレーニング

#901 前胸部・背部ストレッチ（COPD体操）

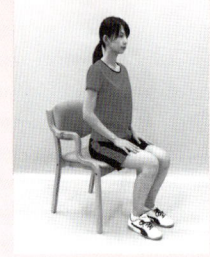

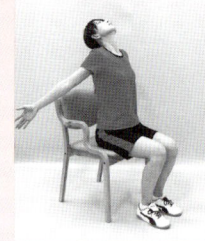

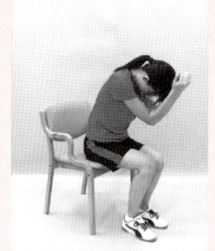

息を吸いながら胸をはり，次に口をすぼめて息を吐きながら背を丸める．

#902 側胸部ストレッチ（COPD体操）

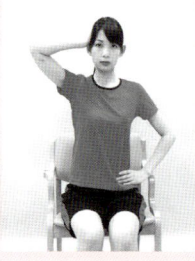

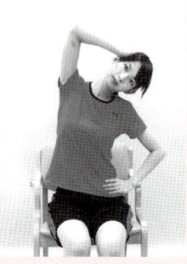

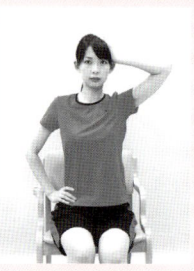

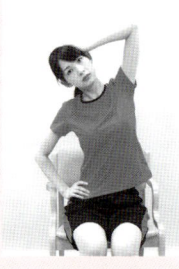

口をすぼめて息を吐きながら肘を天井に向けて上げる．

#903 体幹回旋ストレッチ（COPD体操）

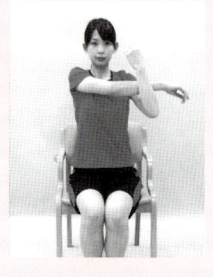

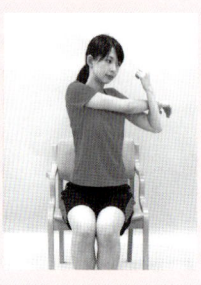

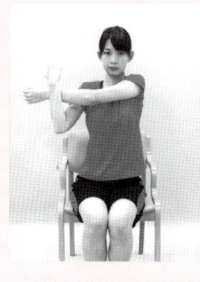

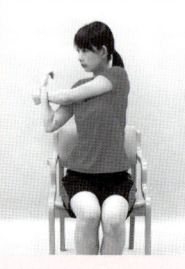

口をすぼめて息を吐きながら肘を引っ張って上半身を回す．

#904 上肢の空中壁押し（COPD体操）

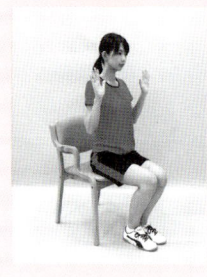

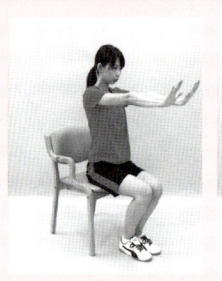

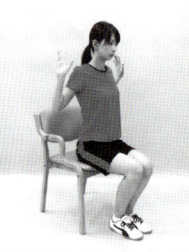

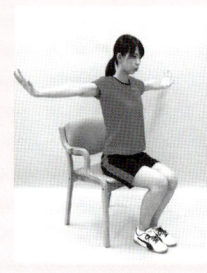

空中に壁があると想定してその壁を手で押し等尺性に収縮させる．

#905 足組み力いれ（COPD体操）

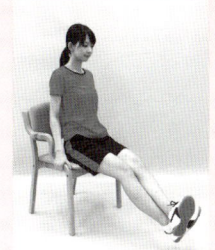

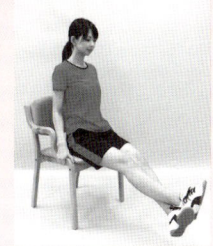

大腿四頭筋の等尺性収縮を行う．

#906 立ち上がりブロック（COPD体操）

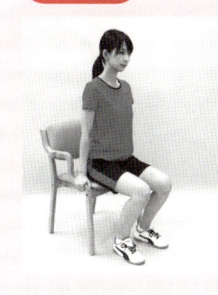

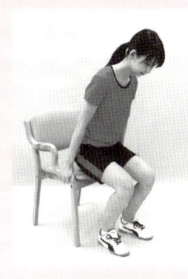

椅子のふちを持ち，下肢で床を踏んばり，等尺性収縮を行う．

その他のトレーニング

#907 有酸素運動（COPD体操）

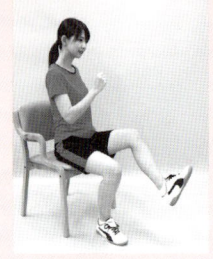

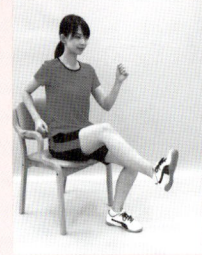

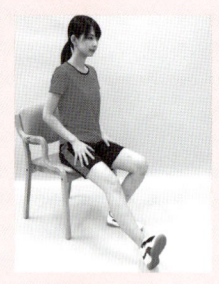

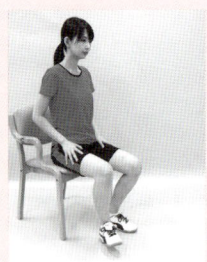

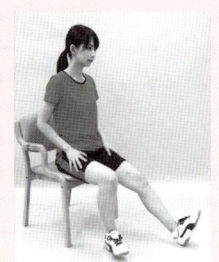

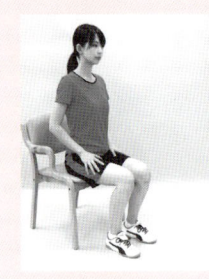

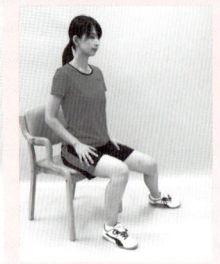

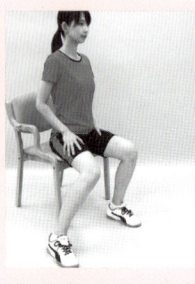

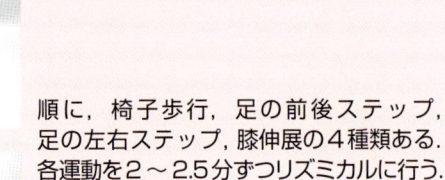

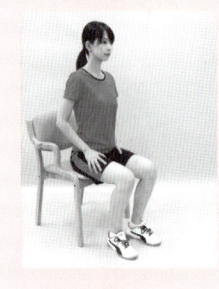

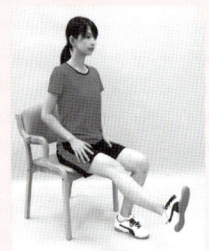

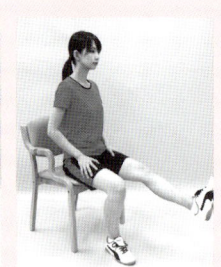

順に，椅子歩行，足の前後ステップ，足の左右ステップ，膝伸展の4種類ある．各運動を2〜2.5分ずつリズミカルに行う．

#908 口すぼめ呼吸

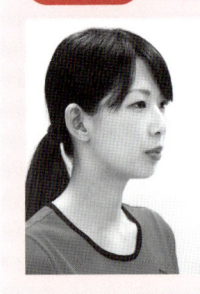

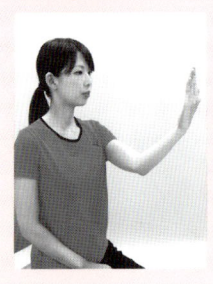

鼻から息を吸い，口をすぼめてゆっくりと息を吐き出す．30cm前方にかざした自分の手に息が感じられる程度でよい．

#909 腹式呼吸

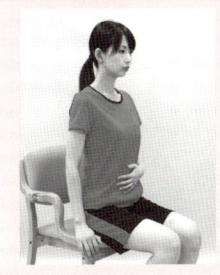

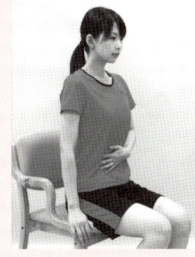

鼻から息を吸い，お腹にあてた手を押し出すようにお腹を膨らませる．呼気は口で行い，お腹をへこませる．

#910 咳・ハフィング

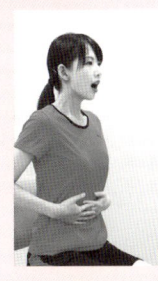

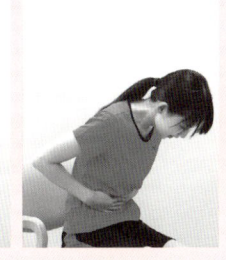

咳は深い吸気の後に行う．
ハフィングは声門を開いたままで「ハッ！」と強くて速い呼気を行う方法である．ハフィングを数回繰り返し，痰に可動性を与えてから咳を行うと排痰がしやすくなる．

#911 フロントランジ

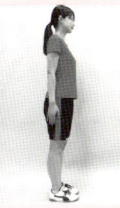

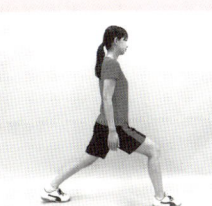

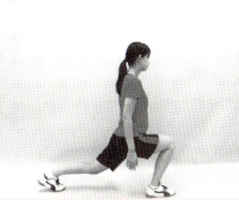

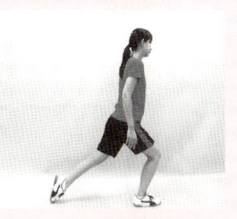

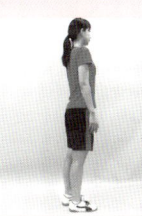

その他のトレーニング

その他のトレーニング

#912 呼吸筋ストレッチ体操

順に,
① 息を吸って肩挙上,息を吐きながら肩を後ろに引きながら降ろす.

② 胸に手をあて息を吸って胸を拡げ,息を吐きながら胸を押さえる.

③ 両手を頭の後ろに組んで息を吐きながら両手を頭の後ろに引き伸ばす.
④ 手を組んで息を吸いながら両手を前方に伸ばす.

⑤ 手を側頭部にあて息を吐きながら肘を天井に引き上げる.

⑥ 手を後に組んで息を吐きながら胸を張って両手を後上方に挙げる.

【編著者略歴】

高橋仁美(たかはしひとみ)

- 1983年 専門学校社会医学技術学院理学療法学科卒業
- 同 年 市立秋田総合病院技師
- 1993年 市立秋田総合病院リハビリテーション科主任
- 2002年 同副技師長
- 2006年 同技師長
- 2011年 秋田大学大学院医学系研究科医学専攻博士課程修了

3学会合同(日本胸部外科学会,日本呼吸器学会,日本麻酔科学会)呼吸療法認定士,日本理学療法士協会専門理学療法士(内部障害,運動器),日本理学療法士協会認定理学療法士(呼吸)

金子奈央(かねこなお)

- 2007年 下関看護リハビリテーション学校理学療法学科卒業
- 同 年 特定医療法人社団松涛会安岡病院
- 2011年 特定医療法人社団松涛会彦島内科訪問リハビリテーション
- 2011年 日本福祉大学福祉経営学部医療福祉マネジメント学科卒業
- 2012年 社会医療法人財団石心会川崎幸病院
- 2015年 弘前大学大学院保健学研究科理学療法学専攻博士前期課程修了
- 2016年 亀田リハビリテーション病院
- 2017年 京都大学医学部附属病院

3学会合同(日本胸部外科学会,日本呼吸器学会,日本麻酔科学会)呼吸療法認定士,日本理学療法士協会認定理学療法士(呼吸)

リハビリテーション・ホームエクササイズ CD-ROM付
患者さんに渡せる自主トレーニング127　ISBN978-4-263-21491-6

2014年9月25日　第1版第1刷発行
2019年1月20日　第1版第5刷発行

編著者　高橋仁美
　　　　金子奈央
発行者　白石泰夫
発行所　医歯薬出版株式会社
〒113-8612　東京都文京区本駒込1-7-10
TEL. (03) 5395—7628(編集)・7616(販売)
FAX. (03) 5395—7609(編集)・8563(販売)
https://www.ishiyaku.co.jp/
郵便振替番号 00190-5-13816

乱丁,落丁の際はお取り替えいたします　印刷・あづま堂印刷／製本・愛千製本所

© Ishiyaku Publishers, Inc., 2014. Printed in Japan

本書の複製権・翻訳権・翻案権・上映権・譲渡権・貸与権・公衆送信権(送信可能化権を含む)・口述権は,医歯薬出版(株)が保有します.

本書を無断で複製する行為(コピー,スキャン,デジタルデータ化など)は,「私的使用のための複製」などの著作権法上の限られた例外を除き禁じられています.また私的使用に該当する場合であっても,請負業者等の第三者に依頼し上記の行為を行うことは違法となります.

JCOPY <出版者著作権管理機構 委託出版物>

本書をコピーやスキャン等により複製される場合は,そのつど事前に出版者著作権管理機構(電話 03-5244-5088, FAX 03-5244-5089, e-mail : info@jcopy.or.jp)の許諾を得てください.

付録 CD-ROM の使い方

■ CD-ROM の使い方
・巻頭ivページに掲載しております「本書の使い方」をご参照ください．

■動作環境（必要なシステム）
・CD-ROM が読み込める環境
・（PowerPoint 貼り付けデータからコピーして使用する場合）Microsoft Office PowerPoint 2007 ファイル形式（pptx）が読み込める環境

■使用上の注意事項
・本 CD-ROM は，ご購入者の責任において1台のコンピュータでご利用ください．
・本 CD-ROM を無断で複製・公に上映・公衆送信（送信可能化を含む）・翻訳・翻案することは法律により禁止されています．
・本 CD-ROM の使用によりお客様又は第三者が被った，直接的又は間接的ないかなる損害についても，医歯薬出版株式会社は一切の責任を負いかねますので，ご了承ください．
・本 CD-ROM は，図書館およびそれに準ずる施設において，館外へ貸し出しすることを禁止します．

■お問い合わせ先
・弊社ホームページ http://www.ishiyaku.co.jp/ebooks/ からお問い合わせください．ホームページにアクセスできない場合は，FAX（03-5395-7606）にてお受けいたします．